汉竹编著●健康爱家系列

糖尿病吃什么

一本速查

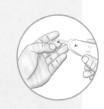

U0260433

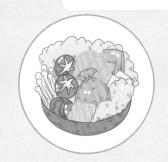

李宁 方跃伟 主编

江苏凤凰科学技术出版社
全国百佳图书出版单位
·南京·

图书在版编目(CIP)数据

糖尿病吃什么一本速查 / 李宁，方跃伟主编.—南京：江苏凤凰科学技术出版社，
2021.01（2021.06重印）
（汉竹·健康爱家系列）
ISBN 978-7-5713-1490-3

Ⅰ.①糖… Ⅱ.①李…②方… Ⅲ.①糖尿病—食物疗法 Ⅳ.①R247.1

中国版本图书馆CIP数据核字（2020）第203323号

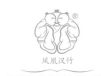

中国健康生活图书实力品牌

糖尿病吃什么一本速查

主 编	李 宁 方跃伟	
编 著	汉 竹	
责 任 编 辑	刘玉锋	
特 邀 编 辑	陈 岑	
责 任 校 对	仲 敏	
责 任 监 制	刘文洋	

出 版 发 行	江苏凤凰科学技术出版社
出版社地址	南京市湖南路1号A楼，邮编：210009
出版社网址	http://www.pspress.cn
印 刷	合肥精艺印刷有限公司

开 本	720 mm×1 000 mm 1/16
印 张	16
字 数	300 000
版 次	2021年1月第1版
印 次	2021年6月第2次印刷

标 准 书 号	ISBN 978-7-5713-1490-3
定 价	49.80元

图书如有印装质量问题，可向我社出版科调换。

导 读

总是感觉饿得快，吃不饱怎么办？

糖尿病患者可以吃水果吗？

蔬菜热量低，是不是吃多少都无所谓？

……

糖尿病饮食调养看起来很难，但是其实只要掌握了规则就可以游刃有余。在这本书里，协和医院营养师李宁和食物交换份手测量发明者方跃伟，将会帮助你掌握这些规则，让你在规则之内重获久违的饮食自由。依据这些规则，本书收录的每一种食材、每一道菜的热量和血糖生成指数都有明确的标识，糖尿病患者只要控制好每天的总热量，就可以自由搭配，吃出营养与美味。

没办法每天称量食材，费心计算，是很多糖尿病患者难以坚持饮食控糖的原因。本书中每道食谱都有精确的热量计算，与膳食手量法结合，不需要称，双手一量就知道吃多少。不同热量的一日三餐食谱推荐，照着吃轻松降血糖。

糖尿病不可怕，可怕的是并发症。不同并发症和不同人群饮食原则有侧重。尤其是孕妇、老人、儿童，到底应该怎么做，该怎么吃，这本书里都有答案。

糖尿病只是慢性病的一种，并不是绝症，只要学会正确的生活方式和饮食调养，就可以与它和平相处，希望这本书能帮到你。

目 录
Contents

多尿、多饮、多食，反复尿路感染，餐前饥饿难忍，你可能已经是糖尿病的后备军了。

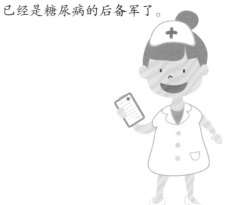

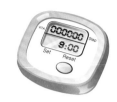

第二章

糖尿病患者容易陷入的饮食误区

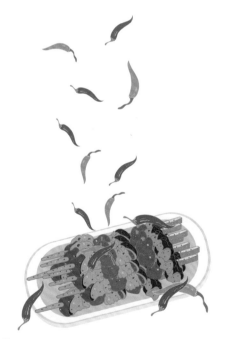

啤酒配烧烤，美味刺激，却能让糖尿病患者血糖快速升高。戒酒并戒高油、高盐、高糖食物，刻不容缓。

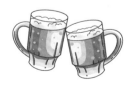

第三章

吃对控糖食物，不饿不晕防并发症

主食类

 宜　　　　　　　　　　　　　 不宜

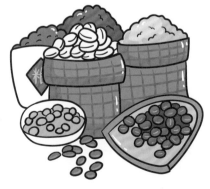

五谷杂粮掺杂一起吃，增加饱腹感的同时，可以减缓餐后血糖的升高速度。

蔬菜类

宜

不宜

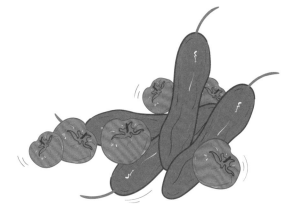

西红柿和黄瓜，热量低、血糖生成指数也低，且富含多种维生素，建议糖尿病患者生食以代替部分水果。

水果类

宜

不宜

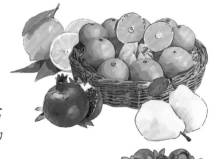

相比于浅色水果，深色水果富含更多的抗氧化剂、维生素等营养物质。血糖稳定期的患者可适量食用。

肉类

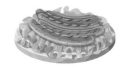

水产类

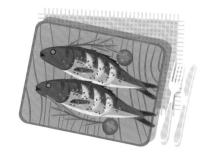

其他食物

 宜

 不宜

第四章

传统药用食物，稳定血糖副作用小

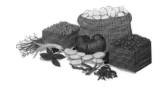

第五章

不用算照着吃的控糖带量食谱

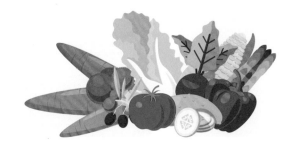

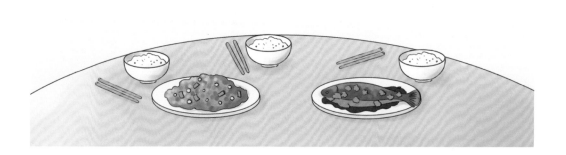

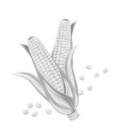

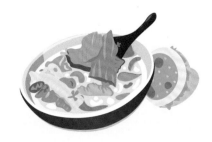

第一章

糖尿病患者经常问的
26个问题

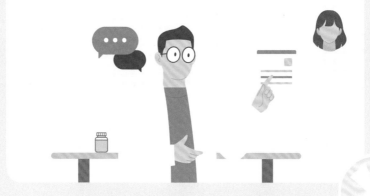

1.糖尿病有哪些蛛丝马迹

大多数糖尿病的起病非常隐匿，许多患者是通过体检才发现的。以下是糖尿病患者的一些常见症状和体征，注意，许多患者可能没有任何临床表现。

❶ 多尿、多饮、多食。

❷ 不明原因体重下降。

❸ 伤口久不愈合。

❹ 牙齿松动、牙痛。

❺ 手脚麻木。

❻ 反复尿路感染。

❼ 餐前饥饿难忍及低血糖。

2.发现血糖高了，到底是不是糖尿病

一两次血糖高不一定是糖尿病，我们需要监测不同时段的血糖，并配合其他辅助性检查，到医院进一步明确诊断。

血糖高且有典型"三多一少"症状，可确诊为糖尿病

具有典型"三多一少"症状，即口渴多饮、多食、多尿、体重下降。且静脉血浆空腹血糖（以下简称空腹血糖）≥7.0毫摩/升，或餐后2小时、任意时间血糖≥11.1毫摩/升，可确诊为糖尿病。

重复测量的血糖仍很高，即可确诊糖尿病

尽管没有典型症状，但空腹血糖≥7.0毫摩/升或餐后2小时血糖≥11.1毫摩/升，重复测量一次，仍高于以上数值者，可以确诊为糖尿病。

空腹血糖结合糖耐量试验可确诊是否患糖尿病

没有典型症状，仅空腹血糖≥7.0毫摩/升或餐后2小时血糖≥11.1毫摩/升，糖耐量试验2小时血糖≥11.1毫摩/升者，可以确诊为糖尿病。

3.空腹血糖和餐后血糖，应该听谁的

空腹血糖和餐后血糖有各自的用处。每天只查一次血糖，并不能反映患者一天的血糖水平，空腹血糖和餐后血糖的结合可以较好地反映全天的血糖变化情况。

空腹血糖了解胰岛基本功能，衡量药物效果

空腹血糖主要反映患者自身的胰岛β细胞在没有糖负荷的情况下分泌胰岛素的基础水平，以及前一天晚上所用药物对整个晚上血糖的控制情况。因此，检测空腹血糖适用于长期使用降糖药的患者，用来衡量降糖药的适用情况。如果空腹血糖值＞11.1毫摩/升，说明患者的胰岛β细胞功能较差。

餐后2小时血糖提高糖尿病诊断准确率

对早期和轻型糖尿病患者来说，空腹血糖值往往＜7.0毫摩/升，因此还要注意检测餐后2小时血糖。餐后2小时血糖反映进食之后胰岛素的即时分泌情况。检测餐后2小时血糖，还有助于反映饮食结合药物治疗的综合效果，并能够帮助较早地发现2型糖尿病。

4.什么时间测量血糖最准

不同时间测量血糖所得到的数据是不同的，所以准确度也不一样。原则上，不受外界干扰的情况下测量出来的血糖是最准确的。在此原则下，空腹8小时后，清晨6~8点测量血糖最佳。此后，只要胰岛素分泌正常，血糖值就可以控制在正常范围之内，而糖尿病患者由于自身胰岛素水平较低，血糖值并不正常。注意采血前不能运动，否则会影响检测结果的准确性。

专家提醒

取血时要注意卫生，取血后也要注意局部护理，以防感染。用血糖仪自测血糖时，要记录好时间和测试结果。

5.糖尿病有黄金逆转期吗

"黄金逆转期"也被称为糖尿病前期,指的是高血糖发展为糖尿病之间的过渡状态。准确地说,在这一时期,患者只是高血糖而并非糖尿病,已经得了糖尿病的患者是没有黄金逆转期的。在这一时期,采用科学的生活方式进行干预,如饮食控制、适量运动,可以让大部分患者的血糖恢复到正常水平。

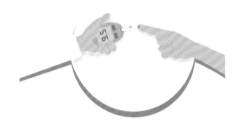

6.糖尿病可以治愈吗

目前糖尿病尚无根治措施,只能积极预防和控制。糖尿病会引发多种并发症,包括心脑血管疾病、肾脏疾病、视网膜病变等。这些疾病会导致较高的致残率和致死率,也会给社会、家庭及个人带来沉重的负担。

2型糖尿病

目前,医学上认为2型糖尿病是一种多基因遗传病。研究已证实,2型糖尿病与某个特定基因或者多个基因相关。但人们对其具体发病机制还不完全清楚。

1型糖尿病

1型糖尿病患者存在免疫系统异常,在被某些病毒等感染后,导致自身免疫反应,造成胰岛β细胞直接被破坏,胰岛细胞无法再生,需长期使用胰岛素替代治疗。

特殊类型糖尿病

特殊类型糖尿病如单基因遗传的糖尿病,目前无法直接在体内基因修饰,因此仍达不到完全治愈的效果。

7.患糖尿病会缩短寿命吗

80%以上的糖尿病患者最终死于血管病变引起的疾病。也就是说,只要血糖控制得好,糖尿病本身并不会缩短寿命,并发症才是导致糖尿病患者寿命缩短的主要因素。如果血糖控制不好,高血糖状态一直存在,血管就相当于一直被置于高浓度的糖水中,从而受到侵蚀。血管的损坏会导致其连接的脏器被损坏,引发一系列并发症。

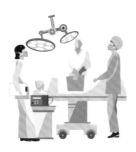

8.能否用手术治疗糖尿病

糖尿病一直以来都属于内分泌疾病,但是近年来,一些胃肠外科手术也被证明对部分糖尿病患者有良好的治疗效果。

重度肥胖的2型糖尿病患者可以做缩胃手术

糖尿病手术治疗有严格的条件限制,1型糖尿病患者不能接受手术治疗,只有重度肥胖的2型糖尿病患者手术治疗才有疗效。可以通过做缩胃手术使2型糖尿病患者减少饮食、促进胰岛素的生成,最终起到降低血糖的效果。

凝血及心肺功能异常无法接受手术治疗

凝血功能异常、心肺功能异常的2型糖尿病患者同样不能接受缩胃手术治疗,因为手术中存在伤口无法愈合等风险。事实上,对糖尿病患者而言,无论做什么手术,都要对凝血功能、心肺功能以及手术前的血糖水平进行评估。

9.胰岛素有依赖性，可以不用吗

有很多患者认为胰岛素有依赖性，所以能不用就不用，实际上，这种想法是错误的，胰岛素自身并没有依赖性，该用就得用。之所以有这样的说法，是因为有些患者发现自己用的胰岛素剂量越来越大了，从而认为胰岛素注射后会产生依赖性。但是实际上，使用药物的剂量增大是因为病情更加严重了，而不是对胰岛素产生依赖性了。

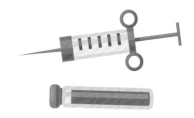

注射胰岛素时，进针速度要快，将胰岛素注入体内，停留5~6秒，然后拔出针头。胰岛素针头建议使用一次性针头，重复使用的针头易增加感染风险。

10.患糖尿病是否要终身服药

到目前为止，除了少部分继发性糖尿病患者在解除原发病因后可以完全停药，以及少部分糖尿病早期强化治疗后的患者可以暂时停药外，大部分糖尿病患者需终身用药。有些患者在一段时间内血糖控制得很好就私自停药的做法是十分危险的。突然停药可能会造成血糖骤然升高，甚至导致高血糖高渗性昏迷或糖尿病酮症酸中毒，处理不及时可能危及生命。突然停药后若血糖再次升高，也会大大增加发生糖尿病并发症的风险。

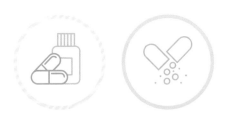

相比于注射胰岛素，口服降糖药虽然简单，但是副作用比胰岛素大，长期服用会增加肝肾代谢负担，且只适用于早期2型糖尿病患者。

11.糖尿病会遗传吗

很多医学研究成果都证明，无论是1型还是2型糖尿病，都与遗传因素有关，而且在成年后发生糖尿病的患者与遗传因素的关系更密切。

2型糖尿病与遗传、生活习惯、社会环境等因素有关

2型糖尿病的发生风险主要取决于不可改变的危险因素和可改变的危险因素的数目和严重程度。

2型糖尿病的危险因素表	
不可改变的危险因素	**可改变的危险因素**
年龄	糖耐量异常或合并空腹血糖受损（极高危）
家族史或遗传倾向	代谢综合征或合并空腹血糖受损（高危人群）
巨大儿生产史	超重、肥胖与体力活动减少
妊娠糖尿病史	饮食因素与抑郁
多囊卵巢综合征	可增加糖尿病发生风险的药物
宫内发育迟缓或早产	导致肥胖或糖尿病的社会环境

双亲患有糖尿病，子女的患病率比正常人高

糖尿病与遗传因素有关，父母双方均为糖尿病患者，其子女得糖尿病的概率往往远高于常人。但最终是否发生糖尿病，并非完全由遗传因素决定，还与生活习惯、社会环境等因素有很大关系，比如缺乏运动、营养过剩等会使患糖尿病的概率增加。

糖尿病的遗传性只是说，糖尿病患者的子女比常人更容易得糖尿病。如果树立健康的生活方式，那也可以有效预防糖尿病的发生；如果生活方式不健康，则更容易诱发糖尿病。所以有糖尿病家族史的人应采取健康的生活方式（控制饮食、避免肥胖、增加运动等），有效预防糖尿病。

12.有家族史，怎样预防孩子得糖尿病

如果家族中有糖尿病病史，建议父母在孩子10岁左右时，对孩子进行体重、血糖的相关评估，以后定期做检查，防患于未然。

改变家庭饮食习惯

给孩子培养良好的饮食习惯，首先要改变家庭饮食习惯。在日常饮食中，父母要合理选择高蛋白质、高膳食纤维的食品，多吃新鲜蔬菜、水果、瘦肉、鱼类、粗粮等。尽量避免油炸食品和冰淇淋、蛋糕等高糖食品。

和孩子一起运动，树立榜样

运动和饮食是预防糖尿病的两大利器。有些孩子不爱运动，父母这时候应以身作则，给孩子创造一个热爱运动的家庭氛围，培养孩子对运动的兴趣。父母还可以和孩子一起运动，让他们感受到运动的乐趣，继而乐意参与其中。

13.女性得了糖尿病能否生孩子

只要血糖控制好，并且是在没有严重并发症的前提下，得了糖尿病的女性患者依旧可以生孩子。同时，糖尿病孕妈妈一定要注意血糖的调节，否则会让糖尿病和并发症更加严重。糖尿病女性在怀孕前要做一系列检查，确保身体状况可以怀孕。以下是糖尿病女性患者在怀孕之前所需要做的检查。

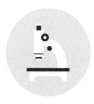

❶ 空腹及餐后血糖。

❷ 糖化血红蛋白水平。

❸ 眼科检查。

❹ 心电图检查。

❺ 肾功能检查。

14.糖尿病对男性性功能有影响吗

糖尿病对男性性功能有一定影响，一般表现为糖尿病性勃起功能障碍，即糖尿病并发勃起功能障碍，是男性糖尿病患者常见的并发症之一。但是，糖尿病性勃起功能障碍的患病率与患者的糖尿病严重程度之间并无明显关系。

男性糖尿病患者可以通过在日常生活中建立良好的生活方式、维持适度和谐的性生活、加强运动锻炼等方式来预防此并发症。随着年龄的增长，患者应在医生的指导下，谨慎选择适宜而又对性功能影响小的药物。

15.女性糖尿病患者可以口服避孕药吗

女性糖尿病患者最好不要口服避孕药。很多女性通过口服避孕药来进行避孕，但是对女性糖尿病患者来说，口服避孕药可能会让糖尿病更加严重。避孕药里所含有的雌性激素、孕激素会在一定程度上抑制胰岛素的生成和导致血糖的升高，从而增加身体对胰岛素的需求量。因此，建议女性糖尿病患者选择其他避孕方式，如果一定要用避孕药，必须要在医生的指导下使用。

16.孕期血糖高有什么危害

孕期血糖高容易导致巨大儿和畸形宝宝的出生。据统计，女性糖尿病患者所生产的宝宝中，巨大儿的发生率是健康女性所产宝宝的3~4倍，新生宝宝的畸形率则是健康女性所产宝宝的3~5倍。同时，糖尿病孕妈妈的后代在成年后得糖尿病、高血压、冠心病等疾病的概率会大大增加。妊娠糖尿病对孕妈妈的影响并不仅仅是在孕期，这些孕妈妈在进入更年期后，其患糖尿病的概率也比其他人要高。

17.糖尿病妈妈能用母乳喂养宝宝吗

糖尿病妈妈可以用母乳喂养宝宝，但前提是未口服降糖药物。糖尿病妈妈可用胰岛素来控制血糖，因为胰岛素分子较大，不影响乳汁质量。即使母乳中含有胰岛素，也会在宝宝的消化道里被破坏，不易被吸收。

18.只要血糖控制好，就不会有并发症吗

虽说糖尿病并发症是由血糖高引起的，但是真的只要控制好血糖，就不会有并发症了吗？并非如此，糖尿病并发症的发生机理十分复杂，血糖水平与糖尿病并发症并不是简单地成正比。

控制好血压、血脂，可延缓并发症

约60%的糖尿病患者患有高血压，约50%的2型糖尿病患者并发血脂异常。糖尿病患者的糖代谢紊乱，会促使血液和组织中某些成分糖化，加快、加重动脉硬化的形成。而患者一旦得了高血压，脂肪堆积和血管壁增厚变硬、弹性减退等因素就会导致局部组织缺血缺氧，从而促使糖尿病病情加重。因此，光控制血糖是不够的，患者还必须严密监控血压和血脂。

糖尿病患者血压应降到低于130/85毫米汞柱

糖尿病并发高血压的患者收缩压应降到130毫米汞柱以下，舒张压应降到85毫米汞柱以下。对于血压在130~139/80~90毫米汞柱的糖尿病患者，可以进行非药物治疗。如果持续3个月血压高于130/85毫米汞柱，则必须进行药物治疗。

血脂稳定的标准范围表

项目名称	合理范围	临界高水平	升高
总胆固醇（毫摩/升）	<5.18	5.18~6.19	≥6.20
甘油三酯（毫摩/升）	<1.70	1.70~2.25	≥2.26
低密度脂蛋白胆固醇（毫摩/升）	<3.37	3.37~4.12	≥4.13
高密度脂蛋白胆固醇（毫摩/升）	≥1.04		<1.04

19.只要运动就可以降血糖吗

运动可增加胰岛素的敏感性，改善胰岛素抵抗，有助于降血糖。但对糖尿病患者来说，运动要讲究一定的方式和原则，才能起到控制血糖的效果。

不是所有糖尿病患者都适合运动

并非所有的糖尿病患者都适合通过运动来降血糖。在很多情况下，不适当的运动可能会使糖尿病患者的病情进一步恶化，造成严重的后果。

一般来说，绝大多数肥胖的2型糖尿病患者、空腹血糖在11.0~16.7毫摩/升的1型糖尿病患者以及糖尿病并发高血压、冠心病但不严重的患者都可以采用运动疗法。空腹血糖＞16.7毫摩/升的1型糖尿病患者提示胰岛素分泌不足，运动将增加其代谢负担，且有增加糖尿病酮症酸中毒的风险。

有氧及混氧运动才能有效降血糖

运动要达到一定的量和强度，才能够起到消耗肌肉中糖原的目的，从而促进血糖的代谢。"不痛不痒"的运动与其说是"运动"，不如说是在"做动作"，对降低血糖的作用不大。能够起到降血糖作用的运动包括有氧运动和混氧运动。

有氧运动的特点是强度中等、有节奏、可以持续较长的时间。典型的有氧运动有快步走、慢跑、爬楼梯、打太极拳、骑自行车等，这些对中老年人降低餐后血糖都有较好的帮助。

所谓"混氧运动"，是指有氧运动+无氧运动（如俯卧撑），运动的强度要高于有氧运动。混氧运动除了能帮助糖尿病患者降低血糖外，还有助于提高肌肉力量和心肺功能。

20.血糖总忽高忽低是怎么回事

血糖的波动对人体的危害极大，糖尿病患者在发现自己血糖总是忽高忽低的时候，一定要引起重视，持续时间长的话，要去寻求医生的帮助。

不合理饮食可导致血糖忽高忽低

大多数血糖忽高忽低的现象可归因于饮食因素：进食时间不规律、碳水化合物摄入不规律（如主食的量不规律）等。控制血糖是一件需要长期坚持下来的事情，患者在这个过程中一定要定时定量控制饮食。

季节变化可导致血糖忽高忽低

血糖除了受饮食、运动和身体状况的影响以外，在一定程度上也受季节变化影响。一般来说，夏季时血糖既容易偏低，也容易偏高，总体上波动较大；而秋冬季节血糖则总体相对会偏高一些。

21.怎么预防糖尿病治疗中的低血糖

在控制血糖的路上，常有一些患者过犹不及，一不小心就导致自己低血糖了。严重的低血糖会引起患者昏迷，如果处理不当甚至会导致死亡。

药物治疗宁慢勿快

糖尿病治疗中，如果患者使用的口服药药效过强或注射的胰岛素剂量过大，就会导致低血糖。因此，为了预防糖尿病治疗中的低血糖，患者药量的变化应循序渐进，宁慢勿快，不能一下子变化太大。

避免酗酒、过度限制饮食和运动量突然加大

在药物的量没有变化的情况下，酗酒、过度限制饮食、运动量突然加大同样会引起患者低血糖。因此，糖尿病患者在急迫地想要控制血糖的同时也要注意养成良好的生活习惯，并持之以恒。

专家提醒

糖尿病患者可随身携带一些糖果和饼干，一旦发现自己有心慌、头晕、心跳加快等症状，应立即进食。也可以随身携带一本糖尿病手册，在发生严重低血糖时有助别人识别自己的糖尿病患者身份，从而得到及时救治。

22.血糖是不是降得越快越好

降血糖以平稳为佳,血糖降得太快,往往会造成血糖大幅波动,对身体影响更大。研究发现,血糖波动对胰岛细胞功能以及糖尿病大血管和微血管病变都具有显著的影响;即使血糖不是很高,但是血糖波动大,也可能会导致并发症。因此,控制好血糖的同时,一定要减少血糖的波动情况。

23.糖尿病患者为什么老是疲劳乏力

很多糖尿病患者都反映自己经常疲劳乏力,其实这是身体缺乏能量的表现。糖尿病患者的疲劳乏力可以通过饮食和运动来缓解。

葡萄糖不能有效利用,导致疲劳乏力

糖尿病患者虽然血糖高,但是由于胰岛素分泌不足或是胰岛素没有被充分吸收利用,糖尿病患者血液里的葡萄糖就不能顺利进入细胞内部,最终因为能量不足而疲劳乏力。

建议补充B族维生素

改善疲劳乏力的症状,糖尿病患者首先要稳定好血糖,调节糖代谢平衡,从而促进细胞对葡萄糖的利用。同时,患者可以通过口服B族维生素、不饱和脂肪酸来调节神经细胞和改善血液循环。

24.注射胰岛素的部位要频繁更换吗

如果多次在同一部位注射胰岛素,容易发生局部皮下组织萎缩,产生瘢痕。每次注射部位隔开一定距离,有利于身体对胰岛素的吸收。一般来说,在同一个部位注射胰岛素的时间最多可持续两周。同时,在这两周内,同一部位的注射点也要不断更换。每次注射部位之间必须间隔两指宽的距离(约2.5厘米),以免影响身体对胰岛素的吸收。也可以左边一周,右边一周;或部位对称轮换,一次左边,一次右边。

25.什么样的血糖仪好

现在市场上血糖仪品种很多，但质量参差不齐，要想选择一款适合自己的血糖仪，要掌握好以下4点。

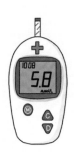

❶ 血糖仪的血糖检测结果，应与静脉抽血化验所得结果相近。

❷ 应了解血糖仪的售后服务工作，如试纸的供货情况是否到位，防止出现"有炊无米"的情况。

❸ 检查时用血量越少，血糖仪用起来越方便。

❹ 看机器运行情况，比如采血针的使用是否便利，机器读数的时间，显示屏的大小与清晰度，电池更换方便与否等。

26.糖尿病患者在外就餐时怎么吃才好

因为在外就餐的食物与平常在家吃的不一样，所以糖尿病患者遇到这种情况往往会不知道该吃什么。其实，掌握以下简单的饮食原则，在外就餐也能吃得放心。

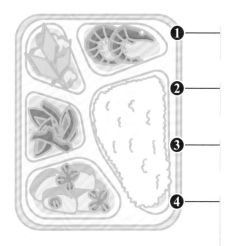

❶ 运用食物交换份原则（详见第16页），既能品尝各种美味，又能控制单种食物量和总量的摄入。

❷ 尽量选择清淡的食物，少吃或不吃油腻食品，或者在吃之前用白开水涮一下。

❸ 控制副食进食量，减少主食，避免蛋白质摄入的量太多。

❹ 避免高糖饮料和甜品，合理吃新鲜水果。水果在加工成罐头的过程中，加入了大量的糖，如果提供的是水果罐头，最好不要吃。

第二章

糖尿病患者
容易陷入的饮食误区

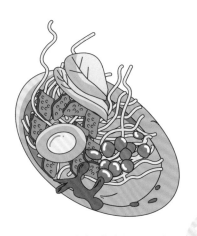

每天吃多少心里没数

糖尿病患者每天的饮食都需要控制热量。但控制热量并不意味着热量摄入越少越好，而是要根据自己的体重和每天活动量，合理控制每天需要的热量。每天到底吃多少，不用算，根据下面的表格就能轻松知道。

例：一个在办公室工作的糖尿病患者，身高173厘米，体重78千克，下面步骤指导我们怎么从表中快速知道他的每日食物交换份需求数。①他是办公室工作人员，是轻体力活动者，选定范围在轻体力那一栏；②接近173厘米的是175厘米那一行；③接近78千克的是81千克；④找到对应的食物交换份是18份。

糖尿病患者每日食物交换份需求速查表

体力类型	身高/厘米	肥胖体型		超重体型		正常体型		体重不足		消瘦体型		体力活动举例
		体重/千克	交换份	体重/千克	交换份	体重/千克	交换份	体重/千克	交换份	体重/千克	交换份	
卧床病人	150	56	13	52	13	45	13	38	13	33	13	
	155	63	13	58	13	50	13	43	13	38	14	
	160	69	13	63	13	55	13	47	13	40	15	
	165	75	13	69	13	60	13	51	13	44	17	
	170	81	13	75	13	65	13	54	14	49	18	
	175	88	13	81	13	70	14	59	16	52	19	
	180	94	13	86	13	75	15	64	17	55	21	
	185	100	13	93	14	80	16	67	18	60	22	
轻体力患者	150	56	13	52	13	45	15	38	18	33	18	以坐着或少量走动为主的工作，如教师、售货员、办公人员、实验员等
	155	64	13	59	14	50	17	43	19	38	19	
	160	69	14	64	15	55	18	46	21	41	21	
	165	76	15	69	16	60	20	51	23	44	23	
	170	81	16	76	17	65	22	54	25	49	25	
	175	88	17	81	18	70	23	59	27	52	27	
	180	95	18	86	20	75	25	64	29	55	29	
	185	100	19	93	21	80	27	67	31	60	31	
中体力患者	150	57	15	52	15	45	18	38	20	33	20	以频繁轻度活动为主的工作，如学生、驾驶员、修理工、电工、清洁工等
	155	64	17	59	17	50	19	43	22	38	22	
	160	69	18	64	18	55	21	46	24	41	24	
	165	76	20	69	20	60	23	51	27	44	27	
	170	81	22	76	22	65	25	54	29	49	29	
	175	88	23	81	23	70	27	59	31	52	31	
	180	95	25	86	25	75	29	64	33	55	33	
	185	100	27	93	27	80	31	67	36	60	36	

需要注意的是，用上述方法获得的食物交换份数，都不是一成不变的，患者可以根据自身的饱腹感、疾病控制情况和健康状况加减1~3份。

每天的食物不知道怎么搭配

　　糖尿病患者除了饮食总量需要控制，每餐的食物合理搭配也很重要。下表给出了不同食物交换份一日三餐的搭配方法。糖尿病患者可以根据自己的食物交换份需求，找到适合自己的一日三餐食物分配比例。

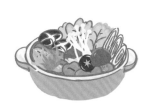
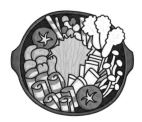

不同食物交换份需求数与一日三餐食物合理分配表

食物交换份需求数	总量					早餐			中餐			晚餐		
	碳水化合物 55%~65%			蛋白质 15%~20%	油脂 25%~30%	主食类	蔬菜类	蛋白质类	主食类	蔬菜类	蛋白质类	主食类	蔬菜类	蛋白质类
	主食类	蔬菜类	水果类	蛋白质类	烹饪油或坚果类									
13	6	1.5	1	3	1.5	2	0.5	1	2	0.5	1	2	0.5	1
14	7	1.5	1	3	1.5	2	0.5	1	3	0.5	1	2	0.5	1
15	7	2	1	3	2	2	0.5	1.5	3	0.5	1	2	1	0.5
16	8	2	1	3	2	3	0.5	1	3	0.5	1	2	1	1
17	9	2	1	3	2	3	0.5	1.5	3	0.5	1	3	1	0.5
18	9	2	1	4	2	3	0.5	1.5	3	0.5	1.5	3	1	1
19	10	2	1	4	2	3	0.5	1.5	4	0.5	1.5	3	1	1
20	11	2	1	4	2	4	0.5	1.5	4	0.5	1.5	3	1	1
21	11	2	1	4	3	4	0.5	1.5	4	0.5	1.5	3	1	1
22	12	2	1	4	3	4	0.5	1.5	4	0.5	1.5	4	1	1
23	13	2	1	4	3	4	0.5	1.5	5	0.5	1.5	4	1	1
24	13	2	1	5	3	4	0.5	2	5	0.5	1.5	4	1	1.5
25	14	2	1	5	3	5	0.5	1.5	5	0.5	2	4	1	1.5
26	14	2	1	6	3	5	0.5	2	5	0.5	2.5	4	1	1.5
27	15	2	1	6	3	5	0.5	2	5	0.5	2.5	5	1	1.5
28	15	3	1	6	3	5	1	2	5	1	2.5	5	1	1.5
29	15	3	1	6	4	5	1	2	5	1	2.5	5	1	1.5
30	16	3	1	6	4	5	1	2.5	5	0.5	2	5	1.5	1.5
31	17	3	1	6	4	6	1	2	6	0.5	2	5	1.5	2

什么都不敢吃，导致营养不良

很多糖尿病患者自患病以后便什么都不敢吃，甚至一些低糖的食物都不敢吃，最后越来越瘦，导致营养不良。如何既保证热量摄入不过多，又保证摄取的营养足够和均衡呢？这就要靠"食物交换份"来帮忙了。

保证总热量不变，食物换着吃

将食物分成谷类、水果类、蔬菜类、蛋白质类等不同种类，然后确定大约90千卡（377千焦）为一个交换单位，再计算出一个交换单位的各类食物的大致数量，就可以按照每天自己应该摄入的总热量来自由交换各类食物了。

以下是各食物之间的互换，在每一类食物中，因为每一种食品所含的营养素接近，所以同类食品之间可以互换。比如，25克的大米可以交换成100克土豆。不同种类的食物之间由于蛋白质、脂肪、碳水化合物存在较大差异，所以不能互换。比如，蛋白质类食物不能换成谷薯类或水果类。

等值谷薯类交换表（1个交换单位）

食品	克数	食品	克数
各类米	25	各类面粉	25
各种挂面	25	饼干	25
馒头	35	凉粉	400
油炸面点	25	非油炸面点	35
魔芋	35	土豆	100
鲜玉米棒	200	湿粉皮	150

等值水果类交换表（1个交换单位）

食品	克数	食品	克数
西瓜	500	草莓	300
杨梅、杨桃、木瓜	300	李子、杏	200
猕猴桃	200	橘子、橙子、柚子（带皮）	200
梨、桃、苹果	200	樱桃、火龙果、菠萝	200

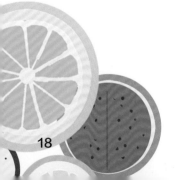
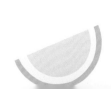
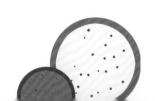

等值蔬菜类交换表（1个交换单位）

食品	克数	食品	克数
各类叶菜	500	各类瓜菜	500
洋葱、蒜苗	250	丝瓜	300
绿豆芽、鲜蘑	500	胡萝卜	200
白萝卜、青椒	400	毛豆、鲜豌豆	70
南瓜、菜花	250	山药、莲藕	150
茭白、冬笋	400	百合	100

等值蛋白质类交换表（1个交换单位）

食品	克数	食品	克数
兔肉	100	带鱼	100
鸡肉	50	鸭肉	50
鱼类	80	水发鱿鱼	100
瘦肉	50	肥瘦肉	25
火腿、香肠	20	水发海参	350
鸡蛋（约1个）	60	鸭蛋（约1个）	60
鹌鹑蛋（约6个）	60	松花蛋（约1个）	60
鸡蛋清	150	牡蛎	125
黄豆	25	腐竹	20
北豆腐	100	南豆腐	150
豆浆	400	豆腐丝、豆腐干	50
青豆、黑豆	25	芸豆、绿豆、红豆	40
脱脂牛奶	160	羊奶	160
奶粉	20	脱脂奶粉	25
无糖酸奶	130	奶酪	25

等值油脂、坚果类交换表（1个交换单位）

食品	克数	食品	克数
各种植物油	10	核桃、杏仁、花生仁	25
葵花子（带壳）	25	西瓜子（带壳）	40

　　食物交换份中描述的食物重量皆为可食部分生重。本书食谱部分所描述的食物重量若无特殊标明，皆为食物生重，即没有做熟之前食材的重量，有的还包括了不可食用的骨、皮和核。为使用方便，本书热量单位使用千卡，若想换算成千焦，可以按照1千卡≈4.18千焦换算。

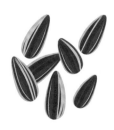

主食一口都不能吃

主食是人体所需能量的主要来源，如果摄入不足，机体就会分解自身的蛋白质和脂肪来满足人体需求，从而引起代谢紊乱，更别说控制血糖了。不同人群每天总热量需求不同，可以通过估算得到较精准的主食食用量（详见第16~17页）。

全谷类和杂豆类应占全部主食量的1/3

糖尿病患者主食中的全谷类和杂豆类应占全部主食量的1/3。主食粗细搭配能够起到蛋白质互补的作用，同时还能够减少餐后血糖反应。值得注意的是，粗粮虽好，却也不可占比过多，因为大量进食粗粮，也会减少人体对蛋白质的吸收并阻碍人体对部分矿物质的吸收。

用薯类替换部分主食

在能够饱腹的同时，薯类食物还能够延缓血糖升高，可以替换一部分主食来吃。薯类食物每天的摄入量最好为50~100克，可以用食物交换份的知识直接替换。

少吃粥、烂面条及泥糊状食物

一般来说，主食加工越细、软烂，对血糖的影响越大，所以糖尿病患者应少吃粥、烂面条及泥糊状食物。但是糖尿病患者并不是不能喝粥，可以偶尔喝。在熬粥时，选择全谷物食材，或者加入一些杂豆类食物，可以帮助平稳血糖。喝粥后，糖尿病患者还可以通过散步来缓解血糖短暂升高。

手测量轻松搞定吃多少：主食一顿1拳头

大多数患者每天吃主食 200~300 克，如果取中间值 250 克的话，均匀地分给三餐，每一顿要吃 75~100 克。这些主食（米或面）的量，做熟后大约是成人 1 个拳头大小。所以，简单的判断方法就是：一顿吃 1 个拳头大小的主食。

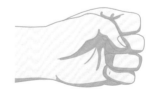

只吃素，不吃荤

只吃素、不吃荤并不能完全补充人体所需的营养物质。动物性食物中优质蛋白质含量高，氨基酸比例适合人体需要。植物性食物大多缺少赖氨酸，但是膳食纤维含量高、脂肪少。荤素搭配是最佳膳食平衡组合。

每天肉类总摄入量为100~150克

具体确定每天能吃多少肉参考第17页，同时也要根据体重、每天运动量大小等综合考虑，宜控制在100~150克。

多选择白肉，少选择红肉

红肉，即做熟前是红色的肉类，所含的饱和脂肪酸比例较高，不饱和脂肪酸含量相对较低。而白肉，即做熟前是浅颜色的肉类，脂肪酸种类的比例正好与之相反。饱和脂肪酸摄入过多容易引起肥胖症、高脂血症和心脑血管疾病。因此，糖尿病患者在选择肉类时应控制红肉的量。

多吃新鲜肉，少吃加工肉

这里所说的"新鲜肉"是指在超市或菜市场购买的生肉，经过烹调而成的肉类食物；而加工肉则是指经过工业化流程制作的肉制品，如火腿、培根、午餐肉等。

有证据显示，经常吃加工肉制品不仅会增加患结直肠癌的风险，而且会增加患前列腺癌、胰腺癌等癌症的风险。吃太多的加工肉制品对健康是没有益处的，但并不代表加工肉制品就不能吃了，只是需要限制数量而已。

手测量轻松搞定吃多少：肉类一天1~2个掌心

50克生肉大约相当于1个鸡蛋大小的量。肉类一天的需求量在100~150克，也就是2~3个鸡蛋大小的量。也可以用自己的手来测量一天的肉类进食量。

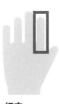

红肉
每天1~2根手指大小的量。

鸡鸭肉
每天1~2个掌心的量。

鱼或虾
每天1~2个掌心的量。

蔬菜摄入不设限

　　蔬菜的摄入同样需要一定的限制。蔬菜虽然营养丰富且对控糖有好处，但是如果蔬菜摄入不设限就会导致蛋白质摄入不足，营养不良，对患者的病情控制同样不利。那么，糖尿病患者到底如何吃蔬菜呢？

每天要吃够5种以上、共500克蔬菜

　　中国营养学会建议，健康成年人每天蔬菜的摄入量为300~500克。糖尿病患者在这方面并无特殊，建议遵循高限的摄入量，每天保证摄入500克蔬菜。当然，对按照总热量要求进食的糖尿病患者，可把一份主食换成蔬菜，但总量应不超过1千克。此处所说的蔬菜是指低碳水化合物的绿叶蔬菜，如白菜、菠菜、卷心菜等；像土豆、山药等根茎类蔬菜由于淀粉含量较高，可与主食替换食用。因为每种蔬菜所含营养成分不同，所以每天食用蔬菜的种类最好在5种以上。

颜色越深的蔬菜，控糖效果越好

　　研究发现，颜色越深的蔬菜控糖效果越好，营养价值也越高。因此，糖尿病患者在选择蔬菜时，可以偏向选择颜色深的蔬菜，如菠菜、茼蒿等。

适量多食菌藻类

　　常见的菌类食物有蘑菇、香菇、银耳、木耳等，藻类有海带、紫菜、裙带菜等。菌藻类食物具有热量低，膳食纤维、维生素和微量元素含量丰富等特点。患者可适当多食用菌藻类，一般每周吃一两次海带或紫菜，一两次蘑菇或木耳。

　　总而言之，蔬菜并不是可以不设限摄入的，因为蔬菜也含有一定的热量，进食蔬菜也要计入每天的总热量中。

手测量轻松搞定吃多少：蔬菜生的一天2大捧，熟的一天2个半握拳

　　切碎的青菜，两手一捧的量大约有250克，烧熟的菜1半握拳的量大约有250克。午、晚两餐，每餐各1捧，就可以达到全天蔬菜摄入的建议量。

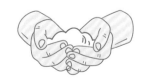
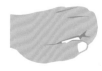

蛋类和奶类不是必要食物，可以不吃

蛋类和奶类不可以不吃。蛋类、奶类与肉类的功能类似，主要是提供优质蛋白。但除了蛋白质外，奶类还含有大量的钙，这是肉类所不具备的优势。另外，蛋类还含有较多的磷脂、胆碱等营养物质。

每天摄入300克奶，40~50克蛋

中国营养学会建议，普通成年人每天牛奶或奶制品的摄入量为300克，蛋类的摄入量为40~50克。糖尿病患者也可以参照这个量。但是，值得注意的是，蛋类和奶类食物的热量也要算入每天食物的总热量中。

需要减重的糖尿病患者可选择低脂鲜奶

经过巴氏消毒的鲜奶较常见，它最大限度地保留了鲜奶的口味和营养物质。需要减重的糖尿病患者可以选择低脂或脱脂鲜奶；对乳糖不耐受、喝了鲜奶会不舒服的糖尿病患者，可以选择酸奶或奶酪。不过要注意：选择酸奶时，一定要选无糖的；选奶酪时则应注意其中盐的含量。

蛋类煮着吃最好

常见的蛋类有鸡蛋、鸭蛋、鹅蛋、鹌鹑蛋等，营养价值无本质差异，患者可以根据自己的喜好来选择。但应注意，不同蛋类体积差异很大，选择时需要按照重量来计算。蛋类的烹调方式多种多样，建议采用不放油的方式来烹调，如蒸蛋、煮蛋等，以避免摄入太多的油脂。

鸡蛋一天1个，牛奶一天1~2袋

糖尿病患者每天吃鸡蛋的建议量为50克。鸡蛋是非常容易确定量的食物，一个中等大小的鸡蛋大约50克。

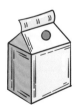

250克牛奶刚好是1盒的量，根据品牌不同，有多有少。一般通过食品标签能很容易得到需求的量。

用豆类和坚果类食物充饥

豆类和坚果类食物可以适量吃,但不可多吃。豆类及坚果本身碳水化合物含量不高,而且富含膳食纤维,所以对血糖的直接影响与肉类相似,可适量吃。但豆类和坚果都含有较多的脂肪,蛋白质的含量也比较丰富,多吃容易造成体重增加,从而影响血糖的控制。

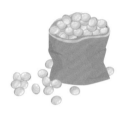

豆制品可以与肉类替换

黄豆是常见植物性食物中为数不多的可以提供优质蛋白质的食物。除此之外,黄豆还含有较多的不饱和脂肪酸、可溶性膳食纤维,以及一些植物活性成分,这些都对健康有益。我们可以直接吃煮黄豆,也可以通过吃豆制品来补充植物蛋白质,如豆腐、豆腐干、豆浆等。豆腐等豆制品可以与肉类互相替换食用。

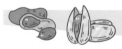

黄豆、坚果每天总摄入量为25克

坚果富含油脂,主要是不饱和脂肪酸。此外,坚果还含有一定量的植物蛋白质、钾、镁、膳食纤维、维生素E等人体必需的营养物质。中国营养学会建议,普通成年人每天黄豆和坚果的总摄入量为25克,糖尿病患者也可以参照这个推荐量进行选择。

手测量轻松搞定吃多少:黄豆、坚果一天1小把

要尽量选用脂肪含量低一点的坚果。像杏仁、腰果、松子等脂肪含量较高,西瓜子、花生、核桃、芝麻等相对较低。黄豆和不同种类的坚果,糖尿病患者可以每天吃一种,一天1小把。

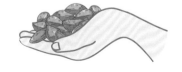

水果一点都不敢碰

并不是所有的糖尿病患者都不能吃水果，能不能吃水果取决于糖尿病患者的血糖控制情况。如果在一段时间内，血糖控制情况良好，就可以吃低糖水果。

水果每天不超过200克

少量水果的热量可能不高，但是也要算入每天的总热量内。一般情况下，水果每天不超过200克，大约相当于25克主食的热量。

饭前1小时或饭后2小时吃水果

水果不宜在饭前或饭后立即吃，饭前吃可能会影响正餐的摄入；饭后立即吃水果，会因为水果与正餐中的碳水化合物叠加，而导致餐后血糖失控。水果应在两餐之间作为加餐食用，也就是饭前1小时或饭后2小时左右吃比较合适。

选择柚子、柠檬等含糖量低、血糖生成指数低的水果

水果的种类很多，可根据其含糖量和血糖生成指数进行选择。含糖量较低和升糖慢的水果有苹果、梨、桃子、柚、李子、樱桃等。含糖量较高的水果有甘蔗、香蕉、荔枝、柿子、葡萄等。

不能吃水果时，可以生食蔬菜代替

如果因为血糖控制不好而暂时停止吃水果，可以用能生吃的蔬菜替代。西红柿、黄瓜等蔬菜适宜生食，食用方法简单，味道好，含糖量及热量低，非常适合糖尿病患者食用。另外，也可以采用吃蔬菜相应减少主食量的方法。也就是正餐时少吃两口主食，加餐时可以吃半个至1个黄瓜或西红柿。

手测量轻松搞定吃多少：水果一天1拳头

如果血糖控制相对稳定，患者每天可以摄入150~200克水果，但要分上午和下午两次食用；如果血糖控制不佳，则暂停水果的摄入。200克水果的量相当于一个成年人拳头大小。

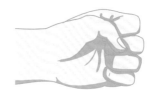

只要食材选对，怎么烹饪无所谓

食材选对了只是第一步，烹饪方法选择不当，热量同样难以控制。即便是热量低的蔬菜，在锅中加油翻炒之后，热量也同样不可忽视。

多清蒸、水煮，少煎、炸

烹饪方法从某种程度上来说和食材选择一样重要。不同的烹饪方法会改变食物的营养成分，尤其是热量。煎、炸食物时，增加了大量的油、淀粉，无形中就增加了总热量。建议烹饪食物多用清蒸、水煮、凉拌等方式。

烹调油不超过20克，少食用动物油

糖尿病患者在烹调的过程中注意烹调用油的量不要超过20克，在用油的种类上最好不要选择动物油。黄豆油、花生油、橄榄油都是很好的选择。尤其是橄榄油，被誉为"液体黄金"，含有丰富的不饱和脂肪酸，可以帮助预防心脑血管疾病。

盐每天不要超过5克

研究表明，盐摄入过多会加重糖尿病的病情，糖尿病患者每天食用盐不要超过5克，用盐量在3~4克为宜。糖尿病患者还要注意饮食中的隐形盐，比如榨菜、味精、辣椒酱中的盐分，也要算入总体的用盐量。建议使用限盐勺、罐。

做蔬菜沙拉要选择热量低的酱料

蔬菜沙拉一般都被认为是热量低的健康美食，但是做沙拉的时候所用到的沙拉酱，每100克的热量高达700多千卡。因此，糖尿病患者在做蔬菜类沙拉的时候，要尽量用热量低的油醋类酱汁，少用以沙拉酱为代表的奶油类酱汁。

烹调油一天2调羹

作为液体的植物油也相对比较容易衡量。我们平时吃饭用的小调羹，1调羹约为10克油，全天烹调油20克，就相当于2调羹。实际烹饪时，每250克生食材放不超过1调羹的油即可达到建议的食用量。

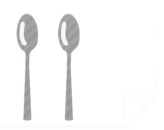

只要是甜的都要忌口

糖尿病患者不能吃糖，但是人造甜味剂是可以适当选用的。蔗糖、麦芽糖、果糖、葡萄糖是糖尿病患者绝对不可以碰的。糖精对人体致癌的可能性尚未完全排除；木糖醇在代谢后期需要胰岛素，吃多了容易引起冠状动脉粥样硬化，还能引起腹泻。因此，糖精、木糖醇都应尽量少用。但是根据2018年《英国基于证据的预防管理糖尿病营养指南》的建议，阿斯巴甜、山梨醇、麦芽糖醇等是相对安全的，糖尿病患者可适量食用。

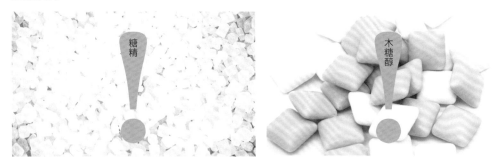

"无糖"就等于没有热量

无糖食品只是没有添加蔗糖，并不代表没有热量。现在市面上有很多食品都标注了"无糖"的字样，并以此来吸引顾客。其实，"无糖"只是没有人为加入糖，但食品本身就含有碳水化合物，如果糖尿病患者大量食用所谓"无糖"食物，还是会导致血糖升高。

"无糖"食品的主要成分是碳水化合物

由于大多数无糖食品都是用粮食做成的，因此，大多数"无糖"食品的主要成分是碳水化合物，它在体内可以分解成葡萄糖。因此，糖尿病患者不可因为"无糖"食品中的"无糖"二字而不加节制地食用。

任何食物都要计算在每天摄入的总热量中

无糖和甜味都不是选择的关键，热量才是。因此，搞清楚食物的成分，计算其热量总和才是选择食物的依据。任何吃进肚子里的食物都应计算在每天摄入的总热量中，大到每一餐的主食、蔬菜、水果，小到所用的酱料、甜味剂等。只有"斤斤计较"，才能吃得美味又健康。

为减少排尿次数限制饮水

为减少排尿次数限制饮水容易造成糖尿病病情恶化，因此，糖尿病患者一定不要限制饮水。糖尿病患者喝水多是因为血糖浓度高，多喝水是身体的一种自我保护，这样可以使糖分从尿中排出。同时也因为尿多，要多喝水来补充体液。

每天7~8杯水，每次饮水200毫升

糖尿病患者和普通人一样，每天需要饮水7~8杯（1400~1800毫升）。饮水建议少量多次，每次饮水大概200毫升。一次性大量饮水会增加胃肠负担，并且稀释了胃液，妨碍肠胃对食物的消化。早晨起床后先空腹喝一杯水，可以补充夜间缺少的水分，降低血液黏稠度，促进血液循环。

饮用白开水、淡绿茶，可帮助降低血糖

虽然人体补充水分最好的方法是饮用白开水，但是对糖尿病患者来说，饮用绿茶也是一个不错的选择。注意不要沏得太浓，过浓的绿茶容易导致骨质疏松。

身体没有不适症状，可以不控制饮食

糖尿病患者的饮食控制需要终身坚持。糖尿病患者身体没有不适症状可能是因为一段时间以来，血糖一直控制得很好，但是这并不表示患者就可以不控制饮食了。糖尿病是慢性病，血糖会在不知不觉中升高，如果不加控制会并发许多严重疾病，对健康有很大危害，应引起足够的重视。糖尿病患者终身坚持饮食控制是非常有必要的，这有助于延缓并发症发生，提高患者生活质量。

第三章

吃对控糖食物，
不饿不晕防并发症

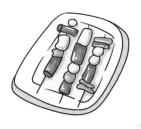

小米

富含多种矿物质，调节血糖

血糖生成指数：中
热量：361千卡/100克
每天适宜吃：50克

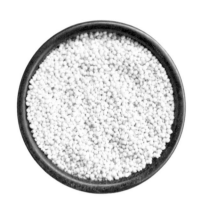

💧 控糖关键点：维生素B_1

小米中含有的维生素B_1，能够帮助糖尿病患者维持血糖稳定。与此同时，小米中还含有较丰富的磷、镁，能够和维生素B_1一起帮助糖尿病患者改善糖耐量，平衡血糖。

💧 对并发症的益处

小米粥营养丰富，有"代参汤"之美称，可滋补身体和促进消化，对身体虚弱、脾胃不佳的糖尿病患者有很好的调补作用。

💧 营养饱腹的控糖吃法

小米含赖氨酸较少，而赖氨酸又大量存在于豆类和肉类中，因此不宜单以小米为主食，应注意搭配豆类及肉类，以免缺乏其他营养。相比于大米，小米煮成的小米饭，血糖生成指数相对较低，更适合糖尿病患者食用。

每100克小米所含营养素对比

营养成分	含量	同类食物含量比较
蛋白质	9.0克	中
脂肪	3.1克	中
碳水化合物	75.1克	高
膳食纤维（不溶性）	1.6克	低
维生素B_1	330.0微克	高
维生素B_2	100.0微克	中
钙	41.0毫克	中
磷	229.0毫克	高
镁	107.0毫克	中

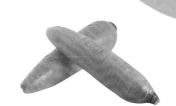

控糖搭配

💧 **小米 + 胡萝卜**
有助于糖尿病患者眼睛与皮肤的保健。

💧 **小米 + 黄豆**
营养互补，有利于糖尿病患者营养均衡。

小米胡萝卜粥

宜吃： 2小茶盅　　**热量：** 约180千卡

【材料】

小米50克，胡萝卜160克，燕麦25克，枸杞子10克。

【做法】

❶ 胡萝卜去皮，洗净，切丁；小米洗净，提前用水浸泡一段时间，捞出；燕麦、枸杞子分别洗净。

❷ 所有食材放入锅中，加水，大火煮沸，小火慢炖半小时即可。

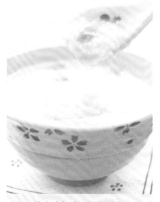

预测血糖生成指数：中

豌豆小米豆浆

宜吃： 2小茶盅　　**热量：** 约120千卡

【材料】

黄豆50克，小米、豌豆各25克。

【做法】

❶ 豌豆、黄豆、小米分别洗净，浸泡一段时间，捞出。

❷ 所有食材放入豆浆机中，加800毫升水，启动"豆浆"程序；过滤后即可饮用。

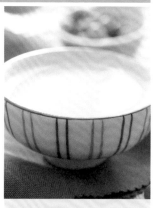

预测血糖生成指数：低

黑米

食用后血糖不会剧烈波动

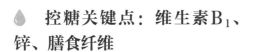

血糖生成指数：中
热量：341千卡/100克
每天适宜吃：50克

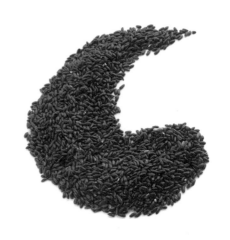

控糖关键点：维生素B$_1$、锌、膳食纤维

黑米含有丰富的维生素B$_1$和锌，能增强糖尿病患者的免疫力，参与糖代谢，维持血糖平衡。黑米中还含有较多膳食纤维，食用后不会造成血糖的剧烈波动，很适合作为糖尿病患者的主食。

对并发症的益处

黑米对预防动脉硬化有一定的功用，黑米中的硒可以调节体内碳水化合物的代谢，降低动脉硬化及冠心病、高血压等血管并发症的发病率。

营养饱腹的控糖吃法

黑米米粒外部有一层坚韧的种皮，不易煮烂，可先浸泡一段时间再煮，更有利于糖尿病患者消化吸收。黑米含有水溶性维生素，所以洗净即可，注意淘洗的次数不要过多。

每100克黑米所含营养素对比

营养成分	含量	同类食物含量比较
蛋白质	9.4克	中
脂肪	2.5克	低
碳水化合物	72.2克	高
膳食纤维（不溶性）	3.9克	中
维生素B$_1$	330.0微克	高
维生素B$_2$	130.0微克	中
锌	3.8毫克	高
硒	3.2微克	高

控糖搭配

💧 **黑米 + 花生**

促进糖尿病患者对维生素 E 的消化吸收。

💧 **黑米 + 红枣**

有利于糖尿病患者对维生素 C 和维生素 B_1 的吸收。

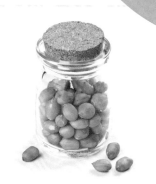

黑米花生浆

宜吃： 1~2小茶盅　　**热量：** 60~120千卡

【材料】

黑米60克，花生仁25克。

【做法】

❶ 黑米洗净，提前浸泡一段时间，捞出。

❷ 花生仁洗净。

❸ 将所有食材放入豆浆机中，加800毫升水，启动"豆浆"程序；过滤后即可饮用。

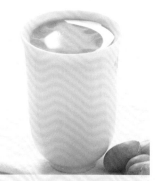

预测血糖生成指数：低

黑米红枣粥

宜吃： 2小茶盅　　**热量：** 约180千卡

【材料】

黑米50克，红枣10克，枸杞子5克。

【做法】

❶ 黑米洗净，提前浸泡一段时间，捞出。

❷ 红枣洗净，去核；枸杞子洗净。

❸ 锅中加水煮沸；放入黑米，再煮沸后加入红枣。

❹ 小火煮粥至黏稠，加入枸杞子再煮5分钟即可。

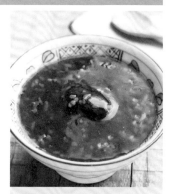

预测血糖生成指数：中

薏米

稳定餐后血糖

> 血糖生成指数：低
> 热量：361千卡/100克
> 每天适宜吃：60克

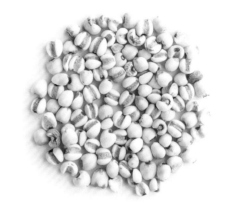

🔵 控糖关键点：硒、膳食纤维

薏米中的微量元素硒，有益于糖尿病患者的胰岛 β 细胞发挥作用，能够帮助糖尿病患者维持胰岛素分泌功能，调节血糖。薏米中的膳食纤维可以促进排便，避免餐后血糖升高太多。

🔵 对并发症的益处

薏米不仅含有较多植物蛋白，还含有 B 族维生素、钙、铁、膳食纤维等，是一种营养丰富的谷物。其中维生素 B_1 对防治脚气病十分有益，可以辅助预防糖尿病足并发症。适量吃薏米对糖尿病患者的血管有益，适合血管并发症患者。

🔵 营养饱腹的控糖吃法

薏米所含碳水化合物的黏性较高，如果一次吃太多会不易消化。薏米烹调前可以用清水浸泡一段时间，能帮助糖尿病患者更好地消化，同时也能帮助糖尿病患者增加饱腹感。

每100克薏米所含营养素对比

营养成分	含量	同类食物含量比较
蛋白质	12.8克	高
脂肪	3.3克	中
碳水化合物	71.1克	高
膳食纤维（不溶性）	2.0克	中
维生素B_1	220.0微克	中
维生素B_2	150.0微克	中
钙	42.0毫克	中
铁	3.6毫克	中
硒	3.1微克	高

控糖搭配

💧 **薏米 + 红豆**

适合合并肥胖症、高脂血症的患者食用。

💧 **薏米 + 鸭肉**

能够辅助预防餐后血糖急剧上升，并避免胰岛素过度分泌。

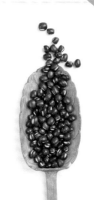

红豆薏米莲子粥

宜吃： 1~2小茶盅　　**热量：** 90~180千卡

【材料】

薏米60克，红豆、莲子各50克，大米80克。

【做法】

❶ 薏米、红豆分别洗净，提前浸泡一段时间，捞出；大米、莲子分别洗净。

❷ 所有食材一起倒入电饭锅中，加水，煮至粥黏稠即可。

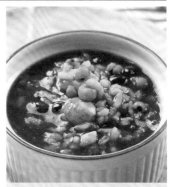

预测血糖生成指数：中

薏米老鸭汤

宜吃： 1小茶盅　　**热量：** 约150千卡

【材料】

薏米50克，老鸭750克，陈皮、盐各适量。

【做法】

❶ 老鸭斩块，汆去血水。

❷ 薏米洗净，提前浸泡一段时间，捞出。

❸ 锅中放入老鸭块、薏米和陈皮，加水，大火煮沸，转小火煮熟烂，出锅前加盐调味即可。

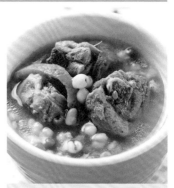

预测血糖生成指数：低

燕麦

减缓血糖的吸收速度

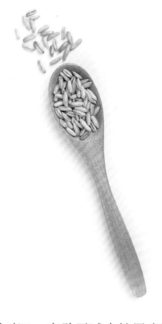

血糖生成指数：中
热量：338千卡/100克
每天适宜吃：40克

🌢 控糖关键点：维生素B$_1$、膳食纤维

燕麦中的维生素B$_1$和膳食纤维可以减缓血糖的吸收速度，也可以润肠通便，防止餐后血糖的急剧升高，有利于糖尿病患者控制好餐后血糖。

🌢 对并发症的益处

燕麦中含有的抗氧化剂可帮助减少血液中的胆固醇，预防糖尿病并发血脂异常及冠心病的发生。燕麦还含有丰富

的维生素B$_1$，有助于减少糖尿病引发的神经系统损害，同时有改善血液循环、预防骨质疏松的保健功效。

🌢 营养饱腹的控糖吃法

超市里销售的部分"营养麦片"中，燕麦成分很少，奶精、糖等添加剂很多，糖尿病患者不宜食用。在选择市售麦片时，患者应该尽量选择纯燕麦产品。

每100克燕麦所含营养素对比

营养成分	含量	同类食物含量比较
蛋白质	10.1克	高
脂肪	0.2克	低
碳水化合物	77.4克	高
膳食纤维（不溶性）	6.0克	中
维生素B$_1$	460.0微克	高
维生素B$_2$	70.0微克	低
钙	58.0毫克	中
铁	2.9毫克	中
锌	1.8毫克	中

控糖搭配

💧 **燕麦 + 黄豆**

可提高糖尿病患者的胰岛素利用率。

💧 **燕麦 + 面粉**

增加饱腹感的同时，有效辅助降血脂。

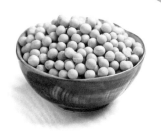

燕麦豆浆

宜吃：2~4小茶盅 **热量：90~180千卡**

【材料】

燕麦40克，黄豆25克。

【做法】

❶ 黄豆洗净，提前浸泡一段时间，捞出；燕麦洗净。

❷ 将所有食材放入豆浆机中，加800毫升水，启动"豆浆"程序；过滤后即可饮用。

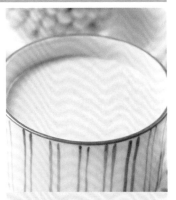

预测血糖生成指数：低

燕麦馒头

宜吃：1~1.5拳头 **热量：200~300千卡**

【材料】

燕麦、面粉各200克，酵母粉适量。

【做法】

❶ 酵母粉用温水化开，倒入面粉中，加水和燕麦，和成面团，放置于温暖处发酵至原来的1.5~2倍大。

❷ 再次揉成面团，并制成大小均匀的馒头生胚4个。

❸ 馒头生胚放入蒸锅中，静置20分钟后开火蒸；待锅上汽后，大火继续蒸15分钟。

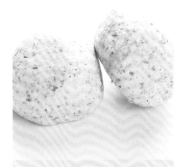

预测血糖生成指数：中

荞麦 改善糖耐量

血糖生成指数：低
热量：337千卡/100克
每天适宜吃：60克

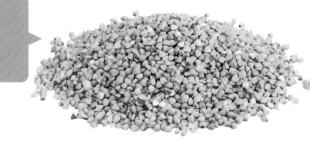

💧 控糖关键点：锌、维生素E

荞麦中的锌、维生素E等具有改善糖耐量的功效。而且，荞麦的血糖生成指数低，用荞麦（特别是苦荞）代替部分主食，有利于维持血糖平衡。

💧 对并发症的益处

荞麦中含有丰富的镁，有利于降低血清胆固醇，还有利于改善糖尿病并发心脏病。荞麦还含有芦丁，可以辅助降低血脂，改善糖尿病并发血脂异常。

💧 营养饱腹的控糖吃法

用荞麦粉做面条时，加入小麦面粉，更有助于消化。如果将荞麦磨成粉，做成饼、粥、面条等，作为糖尿病患者的主食，既能帮助补充营养，又可以稳定餐后血糖。

每100克荞麦所含营养素对比

营养成分	含量	同类食物含量比较
蛋白质	9.3克	中
脂肪	2.3克	低
碳水化合物	73.0克	高
膳食纤维（不溶性）	6.5克	中
维生素B$_1$	280.0微克	中
维生素B$_2$	160.0微克	中
维生素E	4.4毫克	高
镁	258.0毫克	高
锌	3.6毫克	高

控糖搭配

💧 **荞麦 + 鸡蛋**

改善糖耐量的同时能够补充蛋白质。

💧 **荞麦 + 海带**

含有较多可溶性和不溶性膳食纤维，有利于血糖控制。

荞麦面饼

宜吃： 1掌背 🍴　　**热量：** 约230千卡

【材料】

荞麦粉75克，鸡蛋1个（约50克），小苏打、植物油、盐各适量。

【做法】

❶ 鸡蛋取蛋清；荞麦粉中加入蛋清、小苏打、盐，先和成面团，再分次加水搅成糊。

❷ 油锅烧热，倒入适量面糊，均匀铺满锅底，成形后翻面，熟后即可出锅。

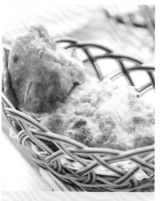

预测血糖生成指数：中

荞麦凉面

宜吃： 1小茶盅　　**热量：** 约150千卡

【材料】

荞麦面条80克，海带50克，熟白芝麻、辣椒粉、蚝油、陈醋、植物油、盐各适量。

【做法】

❶ 锅中加水烧开后，放入荞麦面条，煮5分钟，捞出过凉水。

❷ 海带洗净，在热水锅中煮熟，捞出，切丝。

❸ 碗中放辣椒粉，锅中倒油烧热，淋于辣椒粉上，制成辣椒油；3勺汤水加蚝油、陈醋、盐一起放入锅中烧开做成淋汁。

❹ 将荞麦面盛碟，加入海带丝，撒上熟白芝麻，淋上汁，加一点辣椒油，拌匀即可。

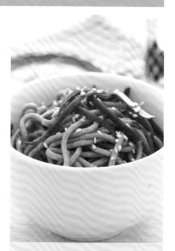

预测血糖生成指数：中

玉米

提高胰岛素效能

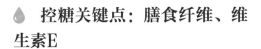
血糖生成指数：中
热量：112千卡/100克
每天适宜吃：50克

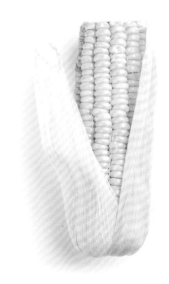

💧 控糖关键点：膳食纤维、维生素E

玉米（这里指鲜玉米）营养丰富，含有较为丰富的膳食纤维，可以起到辅助糖尿病患者平衡血糖的作用。玉米胚芽中含有一定量的维生素E，有改善糖耐量的功效，帮助糖尿病患者平衡血糖。

💧 对并发症的益处

玉米胚中含有丰富的单不饱和脂肪酸，长期食用有较好的调血脂作用；玉米中膳食纤维、矿物质的含量也较丰富，长期食用还有一定的降压作用。

💧 营养饱腹的控糖吃法

糖尿病患者应选择含膳食纤维较多的老玉米，尽量少吃含糖量高的甜玉米和食用后容易使血糖升高的糯玉米。玉米的胚尖含有丰富的不饱和脂肪酸，因此食用时可把胚尖全部吃掉。

每100克玉米所含营养素对比

营养成分	含量	同类食物含量比较
蛋白质	4.0克	低
脂肪	1.2克	低
碳水化合物	22.8克	中
膳食纤维（不溶性）	2.9克	中
维生素E	0.5毫克	中
镁	32.0毫克	低
硒	1.6微克	中
锌	0.9毫克	低

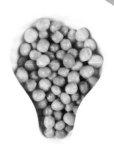

控糖搭配

💧 **玉米 + 燕麦**

增加胰岛素敏感性,避免餐后血糖升高太多。

💧 **玉米 + 豌豆**

促进糖尿病患者对于蛋白质的吸收利用。

玉米燕麦粥

宜吃: 1~2小茶盅 **热量:** 90~180千卡

【材料】

　　玉米糁、燕麦片各50克。

【做法】

　❶ 玉米糁放入锅中,加水,大火煮沸。

　❷ 放入燕麦片,小火慢熬半小时即可。

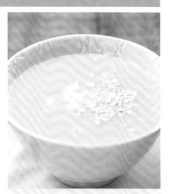

预测血糖生成指数:低

玉米豌豆胡萝卜丁

宜吃: 1小茶盅 **热量:** 约150千卡

【材料】

　　熟玉米粒、熟豌豆、胡萝卜各50克,松子仁15克,植物油、盐各适量。

【做法】

　❶ 胡萝卜去皮,洗净,切丁。

　❷ 油锅烧热,放入所有食材翻炒5分钟;出锅前加松子仁、盐调味即可。

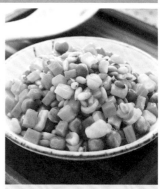

预测血糖生成指数:低

黄豆
血糖生成指数低

血糖生成指数：低
热量：390千卡/100克
每天适宜吃：40克

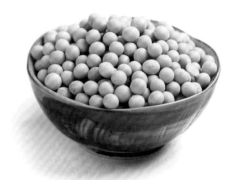

🔵 控糖关键点：膳食纤维、胡萝卜素

黄豆富含膳食纤维，且血糖生成指数低，能减少身体对糖的吸收，有助于稳定血糖，是糖尿病患者的理想食物。黄豆中还含有较多的胡萝卜素，能够起到抗氧化和保护胰岛细胞的作用。

🔵 对并发症的益处

黄豆及其制品中含有的皂素能辅助减少血液中胆固醇的含量。同时，黄豆中的卵磷脂可促进血管软化，防止肝脏内积存过多的脂肪。

🔵 营养饱腹的控糖吃法

生食黄豆易发生腹胀、呕吐、发热等症状，所以，黄豆一定要煮熟透再食用。豆渣中含有大量的膳食纤维，而且热量偏低，可以将豆渣炒食，或者蒸熟以后食用，也可以用豆渣制作豆渣馒头，具有一定的降糖功效。

每100克黄豆所含营养素对比

营养成分	含量	同类食物含量比较
蛋白质	35.0克	高
脂肪	16.0克	高
碳水化合物	34.2克	中
膳食纤维（不溶性）	15.5克	高
维生素B_1	410.0微克	高
维生素B_2	200.0微克	中
胡萝卜素	220.0微克	高
钙	191.0毫克	高
镁	199.0毫克	高
硒	6.2微克	高

控糖搭配

💧 **黄豆 + 海带**

营养相互补充，并有消食、补脑益智的功效。

💧 **黄豆 + 花生**

可帮助糖尿病患者实现优质蛋白互补。

凉拌黄豆海带丝

宜吃：4指背　　**热量：**约90千卡

【材料】

　　黄豆、海带、胡萝卜各50克，熟白芝麻、香油、盐各适量。

【做法】

　　❶ 海带洗净，切丝；胡萝卜去皮，洗净，切丝；黄豆洗净，提前浸泡一段时间，捞出。

　　❷ 锅中加水，大火煮沸，放入黄豆，煮至黄豆九成熟时加入海带丝和胡萝卜丝，煮至食材全熟。

　　❸ 胡萝卜丝、海带丝、黄豆放到碗中，加入香油、盐、熟白芝麻，拌匀即可。

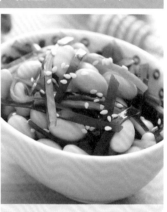

预测血糖生成指数：低

花生黄豆浆

宜吃：1~2小茶盅　　**热量：**45~90千卡

【材料】

　　黄豆30克，花生仁20克，红枣10克。

【做法】

　　❶ 黄豆洗净，提前浸泡一段时间，捞出；花生仁洗净；红枣洗净，去核。

　　❷ 黄豆、花生仁、红枣放入豆浆机中，加800毫升水，选择"豆浆"程序；过滤即可饮用。

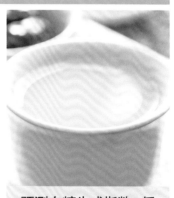

预测血糖生成指数：低

红豆

延缓餐后血糖升高

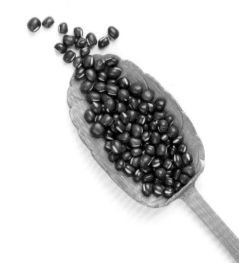

血糖生成指数：低
热量：324千卡/100克
每天适宜吃：30克

💧 控糖关键点：镁、膳食纤维

红豆中含有丰富的镁元素，能够参与糖代谢，促进胰岛素的分泌。红豆还含有较多的膳食纤维，不仅能够润肠通便，还能起到辅助控糖的作用。

💧 对并发症的益处

红豆有消肿利尿的作用，对缓解心脏病、肾病水肿等糖尿病并发症有一定的益处。红豆还含有较多的B族维生素和铁、蛋白质、钙、磷等成分，可以帮助糖尿病患者延缓并发症。

💧 营养饱腹的控糖吃法

红豆在下锅之前可以先用水浸泡两小时，这样更容易煮熟。也可以先把红豆洗干净，再放到冰箱里冷冻几个小时。解冻后，可以将红豆中的水分逼出来，这样红豆更容易煮烂。

每100克红豆所含营养素对比

营养成分	含量	同类食物含量比较
蛋白质	20.2克	高
脂肪	0.6克	低
碳水化合物	63.4克	中
膳食纤维（不溶性）	7.7克	中
维生素B$_1$	160.0微克	中
铁	7.4毫克	中
镁	138.0毫克	高
钾	860.0毫克	高
钙	74.0毫克	中
磷	305.0毫克	高

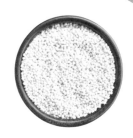

控糖搭配

💧 **红豆 + 玉米须**
有利于缓解糖尿病患者并发的肾炎水肿。

💧 **红豆 + 小米**
促进胰岛素分泌的同时，帮助入睡。

红豆玉米须汤

宜吃： 1小茶盅 🍚 **热量：** 约90千卡

【材料】

玉米须20克，红豆50克。

【做法】

❶ 玉米须洗净，加足量冷水入锅煮水，取汁。

❷ 红豆洗净，提前浸泡一段时间，捞出，放入玉米须水中，熬煮成汤即可。

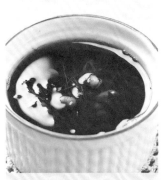

预测血糖生成指数：低

红豆小米饭

宜吃： 2小茶盅 🍚🍚 **热量：** 约270千卡

【材料】

红豆、小米各50克，大米30克。

【做法】

❶ 红豆、小米洗净，提前浸泡一段时间，捞出；大米洗净。

❷ 锅中加水和红豆，煮至红豆开花，捞出。

❸ 大米、小米一起放入电饭锅中，加煮好的红豆及煮红豆的水，启动"煮饭"程序即可。

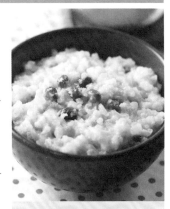

预测血糖生成指数：中

绿豆

热量低，辅助降血脂

血糖生成指数：低
热量：329千卡/100克
每天适宜吃：40克

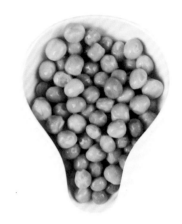

🌢 控糖关键点：热量较低

　　绿豆属于全谷粒食物，是一种含有高膳食纤维的食物，绿豆中的这种可溶性膳食纤维能够增加胃排空的时间，有助于避免血糖发生波动。绿豆提供的热量也比其他谷物稍低，适宜肥胖者和糖尿病患者食用。

🌢 对并发症的益处

　　绿豆不仅能辅助调血脂、降胆固醇、增强食欲，还能够清暑益气、止渴利尿。

因此，绿豆对糖尿病并发肥胖症患者有一定的调理作用。

🌢 营养饱腹的控糖吃法

　　将绿豆洗净，放入保温瓶中，倒入开水浸泡3~4个小时，再下锅煮，就很容易在较短的时间内将绿豆煮烂。夏季常喝绿豆汤，可以及时为糖尿病患者补充水分和矿物质。

每100克绿豆所含营养素对比

营养成分	含量	同类食物含量比较
蛋白质	21.6克	高
脂肪	0.8克	低
碳水化合物	62.0克	中
膳食纤维（不溶性）	6.4克	中
维生素B$_1$	250.0微克	中
维生素B$_2$	110.0微克	中
硒	4.3微克	高
锌	2.2毫克	中
钾	787.0毫克	高

控糖搭配

💧 **绿豆 + 小米**

清热解渴，并且能延缓餐后血糖的升高。

💧 **绿豆 + 黑豆**

黑豆能辅助调控血糖，搭配绿豆，控糖效果更好。

绿豆粥

宜吃： 2小茶盅   **热量：** 约180千卡

【材料】

绿豆、小米各25克，大米50克。

【做法】

❶ 绿豆、小米洗净，提前浸泡一段时间，捞出；大米洗净。

❷ 所有食材一起放入锅中，加入适量水，煮至粥熟烂即可。

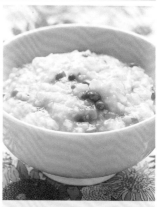

预测血糖生成指数：中

三豆饮

宜吃： 1~2小茶盅   **热量：** 60~120千卡

【材料】

红豆、绿豆、黑豆各30克。

【做法】

❶ 所有食材分别洗净，提前用水浸泡一段时间，捞出。

❷ 所有食材一起放入锅中，加适量水，煮至豆子开花；过滤后即可饮用。

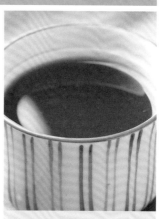

预测血糖生成指数：低

黑豆

调节血糖代谢

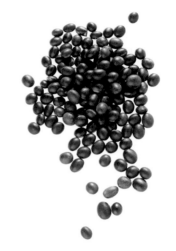

血糖生成指数：低
热量：401千卡/100克
每天适宜吃：40克

控糖关键点：B族维生素

黑豆的营养价值很高，尤其是黑豆中含有丰富的B族维生素，能够帮助糖尿病患者调节血糖代谢，改善糖耐量，在一定程度上帮助降低血液中的糖化血红蛋白。

对并发症的益处

黑豆中含有能降低胆固醇的大豆球蛋白、亚油酸、卵磷脂，以及降低甘油三酯的亚麻酸等，对糖尿病并发高血压有一定的改善作用。黑豆含有丰富的钾，能排出人体多余的钠，能有效帮助降低血压。

营养饱腹的控糖吃法

黑豆不易消化，所以最好能和谷类食物一起搭配食用。在挑选黑豆的时候要注意仔细看它的表面颜色，正宗的黑豆并不是全身都是黑色的，而是黑中泛红。

每100克黑豆所含营养素对比

营养成分	含量	同类食物含量比较
蛋白质	36.0克	高
脂肪	15.9克	高
碳水化合物	33.6克	中
膳食纤维（不溶性）	10.2克	高
维生素B$_1$	200.0微克	中
维生素B$_2$	300.0微克	高
镁	243.0毫克	高
锌	4.2毫克	高
硒	6.8微克	高
钾	1377.0毫克	高

宜

控糖搭配

💧 **黑豆 + 谷类**
饱腹的同时能够延缓餐后血糖的升高。

💧 **黑豆 + 红枣**
对糖尿病并发心脑血管疾病有一定的改善作用。

黑豆糙米饭

宜吃： 2小茶盅　　**热量：** 约360千卡

【材料】
黑豆80克，糙米160克。

【做法】
❶ 黑豆、糙米洗净，提前浸泡一段时间，捞出。
❷ 黑豆和糙米一起倒入电饭锅中，加水，蒸至米饭熟软即可。

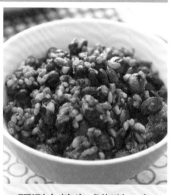

预测血糖生成指数：中

红枣枸杞子黑豆浆

宜吃： 2~3小茶盅　　**热量：** 60~90千卡

【材料】
黑豆50克，红枣、枸杞子各10克。

【做法】
❶ 黑豆洗净，提前浸泡一段时间，捞出；红枣洗净，去核；枸杞子洗净。
❷ 所有食材一起放入豆浆机中，加800毫升水，启动"豆浆"程序；过滤后即可饮用。注意红枣含糖量高，使用量不要太多。

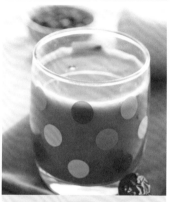

预测血糖生成指数：低

49

油条

含油量高，
不利于血糖控制

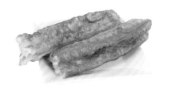

油条属于高热量、高脂肪、低维生素的食物，糖尿病患者食用后，不但易使血糖升高，而且容易使身体发胖。因此，糖尿病患者不宜食用油条。

每100克油条所含热量和营养素对比

热量和营养成分	含量	同类食物含量比较
热量	388千卡	高
蛋白质	6.9克	中
脂肪	17.6克	高
碳水化合物	51.0克	中
膳食纤维（不溶性）	0.9毫克	低
维生素B_1	10.0微克	低
维生素B_2	60.0微克	低

方便面

高脂高热量，
易诱发并发症

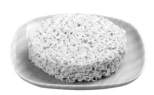

方便面也是典型的高热量、高脂肪、低维生素食物，糖尿病患者食用后容易使血糖升高，并容易诱发心脑血管疾病。方便面还属于油炸食品，并含有较多盐、抗氧化剂等添加成分，多食会增加肥胖发生率，增加代谢负担。

每100克方便面所含热量和营养素对比

热量和营养成分	含量	同类食物含量比较
热量	427千卡	高
蛋白质	9.5克	中
脂肪	21.1克	高
碳水化合物	61.6克	中
膳食纤维（不溶性）	0.7毫克	低
维生素B_1	120.0微克	低
维生素B_2	60.0微克	低

糯米

对肠胃不好的
糖尿病患者不利

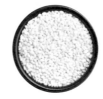

　　糯米中碳水化合物的含量很高，常会与红枣、甜豆沙等辅料搭配。这些食物都会使糖尿病患者的血糖快速升高。而且，糯米不易消化，胃肠不好的患者更不宜食用。

每100克糯米所含热量和营养素对比

热量和营养成分	含量	同类食物含量比较
热量	348千卡	中
蛋白质	7.3克	中
脂肪	1.0克	低
碳水化合物	78.3克	高
膳食纤维（不溶性）	0.8克	低
钙	26.0毫克	低
铁	1.4毫克	低
钾	137.0毫克	中

油饼

多吃易引发
心脑血管并发症

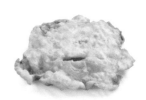

　　油饼热量很高，且主要成分为碳水化合物，多吃不利于血糖的控制。而且，油饼在制作的过程中会吸收很多油脂，多吃不仅会使血糖升高，还易引发心脑血管并发症。

每100克油饼所含热量和营养素对比

热量和营养成分	含量	同类食物含量比较
热量	403千卡	高
蛋白质	7.9克	中
脂肪	22.9克	高
碳水化合物	42.4克	中
膳食纤维（不溶性）	2.0克	中
钙	46.0毫克	中
钾	106.0毫克	中

不宜

饼干
热量高水分低，
易导致血糖升高

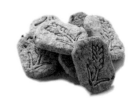

饼干热量高，且富含淀粉，食用后极易导致血糖升高。饼干中糖含量也很高，水分较少，糖尿病患者进食后不仅血糖会升高，口渴多饮症状还会加重，故应尽量不吃。无糖饼干并不是真正意义上的"无糖"，也要慎吃。

每100克饼干所含热量和营养素对比

热量和营养成分	含量	同类食物含量比较
热量	433千卡	高
蛋白质	9.0克	中
脂肪	12.7克	高
碳水化合物	71.7克	高
膳食纤维（不溶性）	1.1克	低
钙	73.0毫克	中
铁	1.9毫克	低
钾	85.0毫克	低

蛋糕
富含碳水化合物，
易使血糖升高

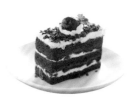

蛋糕含糖量很高，即使是"无糖蛋糕"，糖尿病患者也应有节制地食用。所谓的"无糖"指的是不含蔗糖，或是用木糖醇等甜味剂替代蔗糖，但蛋糕本身也是用谷物做的，其主要成分——碳水化合物，经消化分解后仍会变成大量的葡萄糖。

每100克蛋糕所含热量和营养素对比

热量和营养成分	含量	同类食物含量比较
热量	347千卡	中
蛋白质	8.6克	中
脂肪	5.1克	中
碳水化合物	67.1克	中
膳食纤维（不溶性）	0.4克	低
磷	130.0毫克	中

面包 易引起血糖快速升高

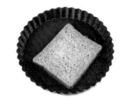

糖尿病患者如果食用过多面包等富含碳水化合物的食品,极易使血糖在短时间内快速升高。如今,很多面包里面都含有大量的夹心和奶油,经常食用,对糖尿病病情的控制不利。

每100克面包所含热量和营养素对比

热量和营养成分	含量	同类食物含量比较
热量	312千卡	中
蛋白质	8.3克	中
脂肪	5.1克	中
碳水化合物	58.6克	中
膳食纤维(不溶性)	0.5克	低
磷	107.0毫克	中

月饼 1块月饼的热量超过2碗米饭

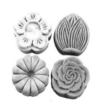

月饼属于高热量、高糖食品,1块中等大小的月饼,所含热量超过2碗米饭,脂肪量相当于6杯全脂牛奶。即便是所谓的"无糖月饼",也富含热量和淀粉,食用后容易导致高血糖。月饼配料中包括高淀粉的莲蓉,高糖的枣泥和水果,高淀粉、高糖的豆沙等,均不适宜糖尿病患者食用。

每100克月饼所含热量和营养素对比

热量和营养成分	含量	同类食物含量比较
热量	424千卡	高
蛋白质	7.1克	中
脂肪	15.7克	高
碳水化合物	64.9克	中
膳食纤维(不溶性)	1.4克	低
钙	66.0毫克	中
磷	62.0毫克	低

豇豆

参与糖代谢，
促进胰岛素分泌

血糖生成指数：低
热量：32千卡/100克
每天适宜吃：150克

🔵 控糖关键点：锰

豇豆中含有的较多锰元素，可参与糖代谢，促进胰岛素的分泌，有良好的降糖效果。

🔵 对并发症的益处

豇豆能辅助降低胆固醇和甘油三酯，净化血液，保护血管，辅助防治和延缓糖尿病并发高血压、高脂血症等心脑血管疾病。

🔵 营养饱腹的控糖吃法

豇豆一定要注意炒熟后再食用，否则影响口感的同时，也不利于人体对营养物质的吸收。豇豆烹饪之前，要将头尾以及豆筋去掉，可以保持鲜嫩的口感，还能避免难以消化。

每100克豇豆所含营养素对比

营养成分	含量	同类食物含量比较
蛋白质	2.7克	低
脂肪	0.2克	低
碳水化合物	5.8克	低
膳食纤维（不溶性）	1.8克	低
烟酸	0.8毫克	中
铁	1.0毫克	低
锌	0.9毫克	低
锰	0.4毫克	中

控糖搭配

💧 **豇豆 + 大米**

可提高饱腹感，同时有益于餐后血糖控制。

💧 **豇豆 + 猪瘦肉**

对防治糖尿病、高血压、水肿、便秘等有帮助。

豇豆大米粥

宜吃： 1~2小茶盅　**热量：** 65~130千卡

【材料】

大米100克，豇豆150克。

【做法】

❶ 大米、豇豆洗净；豇豆切段。

❷ 豇豆段和大米一起放入电饭锅中，加50毫升水，煮至粥熟烂即可。

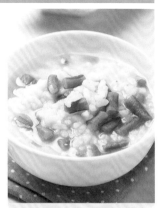

预测血糖生成指数：中

肉末炒豇豆

宜吃： 1半握拳　**热量：** 约170千卡

【材料】

猪瘦肉馅50克，豇豆150克，植物油、酱油、姜、蒜蓉、盐各适量。

【做法】

❶ 在猪瘦肉馅中加酱油、盐搅匀；豇豆洗净，切段，放入沸水中焯熟，捞出沥干；姜洗净，切成姜末。

❷ 油锅烧热，倒入猪瘦肉馅翻炒，再加入豇豆段、姜末、蒜蓉一起炒，炒熟加盐调味即可。

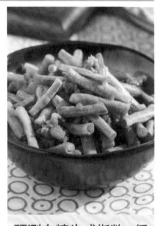

预测血糖生成指数：低

圆白菜

调节血糖和血脂

血糖生成指数：低
热量：22千卡/100克
每天适宜吃：250克

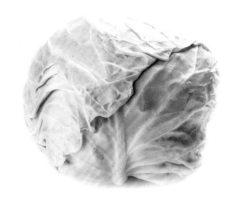

🔹 控糖关键点：热量低

　　圆白菜的碳水化合物和脂肪含量低，且圆白菜中所含的一些矿物质参与胰岛素的合成与分泌。因此，多食圆白菜可以帮助糖尿病患者在一定程度上维持血糖平衡。

圆白菜还含有较丰富的钾，可以补充患者因多尿出现的钾元素缺乏，还可以有效降低并发症的风险。

🔹 对并发症的益处

　　圆白菜对促进造血功能的恢复，抗血管硬化和阻止碳水化合物转变成脂肪，预防血清胆固醇沉积等具有辅助功效，并且对心脑血管疾病有预防功能。

🔹 营养饱腹的控糖吃法

　　腌圆白菜含有较多的盐，患有高血压、肾脏病的人应慎食；也可在腌制时减少用盐量或在烹调前将腌圆白菜用水冲洗一下，洗去表面多余的盐分。

每100克圆白菜所含营养素对比

营养成分	含量	同类食物含量比较
蛋白质	1.5克	低
脂肪	0.2克	低
碳水化合物	4.6克	低
膳食纤维（不溶性）	1.0克	低
胡萝卜素	70.0微克	低
钾	124.0毫克	中
硒	1.0微克	中
锌	0.3毫克	低

控糖搭配

💧 **圆白菜 + 苹果**

能帮助糖尿病患者改善糖耐量，维持血糖平衡。

💧 **圆白菜 + 虾**

在辅助维持血糖平衡的同时，帮助补充蛋白质。

苹果圆白菜汁

宜吃： 1小茶盅　　**热量：** 约60千卡

【材料】

圆白菜120克，苹果200克。

【做法】

❶ 圆白菜洗净，撕成小片；苹果洗净，去皮、核，切成小块。

❷ 圆白菜片、苹果块放进榨汁机，加50毫升水，榨汁；过滤后即可饮用。

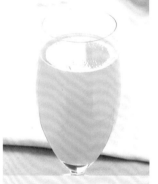

预测血糖生成指数：低

海鲜蔬菜汤

宜吃： 1~2小茶盅　　**热量：** 65~130千卡

【材料】

圆白菜100克，虾仁、洋葱各50克，姜末、鸡汤、盐、植物油各适量。

【做法】

❶ 洋葱剥皮，洗净，切丝；圆白菜洗净，撕成大片；虾仁洗净，去除虾线。

❷ 油锅烧热，把洋葱和姜末炒出香味，再倒入圆白菜片；待圆白菜熟时倒入鸡汤、虾仁和盐，焖5分钟即可。

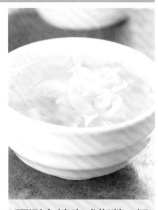

预测血糖生成指数：低

生菜 辅助降血糖

血糖生成指数：低
热量：15千卡/100克
每天适宜吃：250克

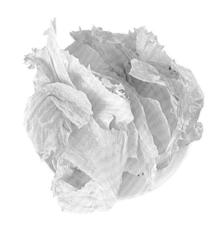

💧 控糖关键点：热量低

生菜热量低，有助于肥胖的糖尿病患者减肥，控制餐后血糖。生菜中含有钾、钙等矿物质，可辅助降血糖，减缓餐后血糖的上升。

💧 对并发症的益处

生菜中含有维生素以及矿物质，能促进体内脂肪转化，对糖尿病并发肥胖患者大有裨益，还能在一定程度上防治由糖尿病引起的血管并发症。

💧 营养饱腹的控糖吃法

生菜生食可最大程度吸收其营养成分，但必须要清洗干净。很多人为了图省事，简单地用水冲冲就吃，这样很可能引发腹泻，甚至农药中毒。可以先把生菜放在苏打水里浸泡30分钟，然后用流动的水冲洗干净。

每100克生菜所含营养素对比

营养成分	含量	同类食物含量比较
蛋白质	1.6克	低
脂肪	0.4克	低
碳水化合物	1.1克	低
维生素B$_1$	20.0微克	低
维生素B$_2$	10.0微克	低
钙	70.0毫克	中
铁	0.2毫克	低
钾	91.0毫克	低

控糖搭配

💧 **生菜 + 紫甘蓝**
有效帮助糖尿病患者降低胆固醇。

💧 **生菜 + 蒜**
帮助保护糖尿病患者的胰岛 β 细胞。

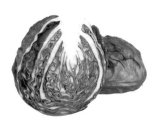

生菜沙拉

宜吃：1半握拳 　　**热量**：约80千卡

【材料】
　　生菜、圣女果、紫甘蓝各50克，黄瓜20克，无糖酸奶适量。

【做法】
❶ 所有蔬菜放盐水中浸泡10分钟，捞出洗净。
❷ 黄瓜切成片，圣女果对半切，紫甘蓝、生菜撕成片。
❸ 将所有食材放入碗中，倒入无糖酸奶，拌匀即可。

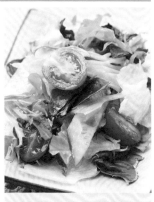

预测血糖生成指数：低

蒜蓉炒生菜

宜吃：1半握拳 　　**热量**：约90千卡

【材料】
　　生菜300克，蒜末、植物油、盐各适量。

【做法】
❶ 生菜洗净，撕片。
❷ 油锅烧热，把蒜末炒出香味。
❸ 倒入生菜快炒，加盐调味即可。

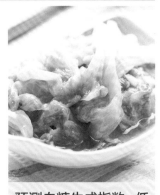

预测血糖生成指数：低

菠菜

尤其适宜2型糖尿病患者

血糖生成指数：低
热量：24千卡/100克
每天适宜吃：250克

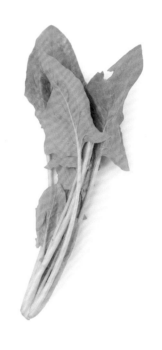

🌢 控糖关键点：胡萝卜素、钾

菠菜中富含胡萝卜素，并含有一定量的钾元素，能帮助糖尿病患者稳定血糖。尤其是2型糖尿病患者，食用菠菜能较好地维持血糖平衡。

🌢 对并发症的益处

菠菜含有较多的矿物质，如钙、铁，能缓解糖尿病患者骨质疏松、贫血等症状。菠菜还含有丰富的维生素C，有利于糖尿病患者的营养均衡。

🌢 营养饱腹的控糖吃法

菠菜中含有大量的草酸，会与其他食物中的钙结合，形成草酸钙，不利于人体对钙的吸收。因此，在烹调前，可以先将菠菜放入沸水中焯片刻。

每100克菠菜所含营养素对比

营养成分	含量	同类食物含量比较
蛋白质	2.6克	低
脂肪	0.3克	低
碳水化合物	4.5克	低
膳食纤维（不溶性）	1.7克	低
胡萝卜素	2 920.0微克	高
维生素C	32.0毫克	高
钾	311.0毫克	高
钙	66.0毫克	中
铁	2.9毫克	中

控糖搭配

💧 **菠菜 + 鲫鱼**

有利水作用，可预防糖尿病患者水肿。

💧 **菠菜 + 芝麻**

辅助预防胆固醇过高，并且对便秘有一定的帮助。

菠菜鱼片汤

宜吃： 1半握拳　　**热量：** 约160千卡

【材料】

　　菠菜100克，鲫鱼250克，葱段、姜片、料酒、植物油、盐各适量。

【做法】

　　❶ 菠菜择洗干净，放入沸水中焯熟，捞出沥干，切段；鲫鱼洗净，取肉切薄片，加盐、料酒腌一下。

　　❷ 油锅烧至五成热时，放葱段、姜片炒香，放鱼片略炒，加水煮沸。

　　❸ 小火焖20分钟，放入菠菜段即可。

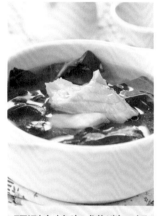

预测血糖生成指数：低

芝麻拌菠菜

宜吃： 1半握拳　　**热量：** 约180千卡

【材料】

　　菠菜200克，黑芝麻15克，香油、陈醋、盐各适量。

【做法】

　　❶ 菠菜择洗干净，放入沸水中焯熟，捞出沥干，切段；黑芝麻放入锅中，小火炒香。

　　❷ 焯烫好的菠菜放入碗中，加陈醋、香油、盐拌匀，撒上黑芝麻即可。

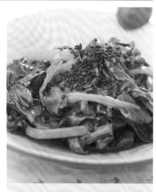

预测血糖生成指数：低

空心菜

含有植物胰岛素

血糖生成指数：低
热量：20千卡/100克
每天适宜吃：250克

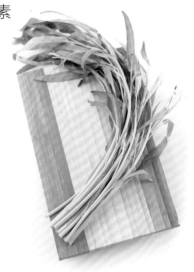

控糖关键点：植物胰岛素

空心菜中含有丰富的"植物胰岛素"，"植物胰岛素"即从植物中提取的降糖多肽的总称，能够辅助糖尿病患者降血糖、调血脂。

对并发症的益处

空心菜所含的维生素C能降低胆固醇，促进血液循环，还能提高机体免疫力，可以延缓糖尿病并发症的发生。同时，空心菜中的膳食纤维含量较丰富，具有促进肠胃蠕动，预防便秘的作用，适合糖尿病并发便秘的患者。

营养饱腹的控糖吃法

空心菜中的水分和营养元素易流失，因此，在保存空心菜时要注意放在干燥、密闭的空间内。挑选空心菜时，可以选择叶子嫩绿宽大，茎部不太长的优质空心菜品种。

每100克空心菜所含营养素对比

营养成分	含量	同类食物含量比较
蛋白质	2.2克	低
脂肪	0.2克	低
碳水化合物	4.0克	低
维生素C	5.0毫克	低
维生素E	0.1毫克	低
钙	115.0毫克	中
钾	304.0毫克	高

控糖搭配

💧 **空心菜 + 蒜**
富含维生素和矿物质，可帮助降糖、降压、消肿。

💧 **空心菜 + 鸡蛋**
营养均衡，适合口渴多饮的糖尿病患者。

凉拌空心菜

宜吃：1半握拳　**热量：**约185千卡

【材料】
空心菜200克，蒜末、香油、盐各适量。

【做法】
❶ 空心菜洗净，放入沸水中焯熟，捞出沥干，切段。
❷ 蒜末、盐与适量水调匀后，浇入热香油，制成调味汁；将调味汁和空心菜拌匀即可。

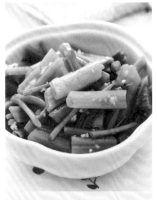

预测血糖生成指数：低

鸡蛋炒空心菜

宜吃：1半握拳　**热量：**约185千卡

【材料】
空心菜150克，鸡蛋1个，蚝油、植物油、盐各适量。

【做法】
❶ 空心菜洗净，切段；鸡蛋取蛋清。
❷ 油锅烧热，放入蛋清快速翻炒，调入少许蚝油翻炒均匀；放入空心菜段，炒至变软，加盐调味即可。

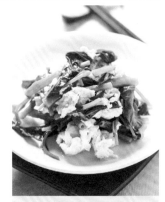

预测血糖生成指数：低

紫甘蓝

提高身体对胰岛素的敏感性

血糖生成指数：低
热量：25千卡/100克
每天适宜吃：250克

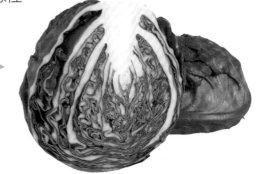

💧 控糖关键点：花青素、维生素C

紫甘蓝中的花青素对血糖和血脂都有调节作用。而且，紫甘蓝中的维生素C可促进胰岛素分泌，提高身体对胰岛素的敏感性，从而帮助降低血糖。

中的B族维生素还可辅助糖尿病患者预防神经功能障碍和视网膜病变。

💧 对并发症的益处

紫甘蓝的维生素C能预防糖尿病患者发生感染性疾病，其中的维生素E能够帮助糖尿病患者调节血脂。而紫甘蓝

💧 营养饱腹的控糖吃法

紫甘蓝含有丰富的营养成分，较为适宜的吃法就是生食。将紫甘蓝凉拌或做成沙拉，都非常适合糖尿病患者食用。

每100克紫甘蓝所含营养素对比

营养成分	含量	同类食物含量比较
蛋白质	1.2克	低
脂肪	0.2克	低
碳水化合物	6.2克	低
维生素B$_1$	40.0微克	低
维生素B$_2$	30.0微克	低
维生素C	26.0毫克	中
钾	177.0毫克	中
钙	65.0毫克	中
镁	15.0毫克	中

宜

控糖搭配

💧 **紫甘蓝 + 圣女果**
促进新陈代谢，适合肥胖型糖尿病患者。

💧 **紫甘蓝 + 青椒**
富含维生素 C，有利于糖尿病患者提高免疫力。

五色沙拉

宜吃： 1半握拳　　**热量：** 约85千卡

【材料】

紫甘蓝50克，圣女果、生菜、黄椒、洋葱各30克，无糖酸奶适量。

【做法】

❶ 黄椒洗净，切丝；紫甘蓝、生菜洗净，撕成片；洋葱剥皮，洗净，切圈；圣女果洗净，对半切。

❷ 紫甘蓝片、生菜片、洋葱圈焯熟，捞出沥干；将所有材料混合在一起，加适量无糖酸奶拌匀即可。

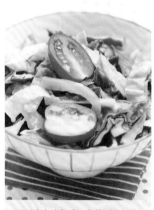

预测血糖生成指数：低

凉拌紫甘蓝

宜吃： 1半握拳　　**热量：** 约85千卡

【材料】

紫甘蓝150克，香菜、香油、盐各适量。

【做法】

❶ 紫甘蓝洗净，切丝；香菜洗净，切段。

❷ 紫甘蓝丝和香菜段混合，加适量香油、盐拌匀即可。

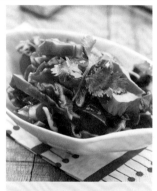

预测血糖生成指数：低

芹菜

改善糖代谢

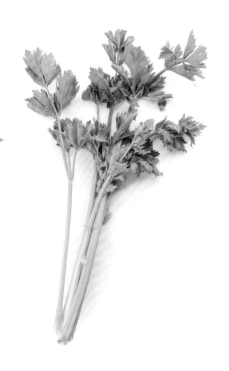

🔵 控糖关键点：维生素、黄酮类物质

芹菜富含维生素，热量也不高，糖尿病患者食用后血糖无明显波动。芹菜中的黄酮类物质可改善微循环，促进糖在肌肉等组织中的转化。

🔵 对并发症的益处

芹菜中的芹菜素是一种黄酮类物质，能帮助预防动脉硬化，适合血脂异常、高血压、动脉硬化患者食用。芹菜素还有明显的降压、降脂、利尿的作用，可辅助调理糖尿病并发高血压。

🔵 营养饱腹的控糖吃法

芹菜叶含有丰富的维生素C，因此不要把能吃的嫩叶去掉。用新鲜芹菜榨汁，能最大限度地保留芹菜的营养，并有效改善血糖水平。也可以把芹菜洗干净，直接切段煮水代茶饮，同样有一定的降糖作用。

每100克芹菜所含营养素对比

营养成分	含量	同类食物含量比较
蛋白质	3.8克	中
脂肪	0.8克	低
碳水化合物	10.4克	低
膳食纤维（不溶性）	3.4克	中
维生素E	3.7毫克	中
维生素C	30.0毫克	高
钾	343.0微克	高

控糖搭配

💧 **芹菜 + 豆干**

营养互补，增加糖尿病患者饱腹感。

💧 **芹菜 + 猪瘦肉**

补充肉类蛋白质的同时，抑制餐后血糖的升高。

芹菜炒香干

宜吃： 1半握拳　　**热量：** 约160千卡

【材料】

　　芹菜200克，香干50克，植物油、酱油、盐各适量。

【做法】

　　❶ 芹菜洗净，切段，放入沸水中焯熟，捞出沥干；香干洗净，切丝。

　　❷ 油锅烧热，先煸炒芹菜，再加香干丝，加酱油、盐，快炒片刻即可。

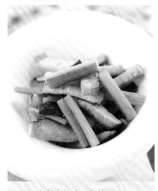

预测血糖生成指数：低

芹菜炒肉丝

宜吃： 1半握拳　　**热量：** 约160千卡

【材料】

　　芹菜200克，猪瘦肉丝100克，红椒半个，葱花、姜、植物油、酱油、料酒、盐各适量。

【做法】

　　❶ 芹菜洗净，切段，放入沸水中焯熟，捞出沥干；红椒洗净，切丝；姜洗净，切末。

　　❷ 油锅烧热，下葱花、姜末炒香。

　　❸ 下猪瘦肉丝，加料酒、酱油翻炒；下芹菜段、红椒丝炒熟，加盐调味即可。

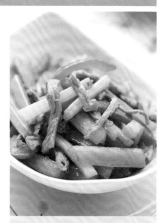

预测血糖生成指数：低

苋菜

维持胰岛素活性

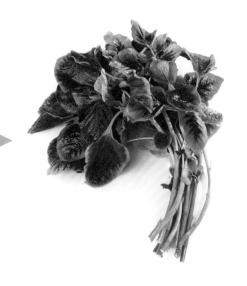

血糖生成指数：低
热量：35千卡/100克
每天适宜吃：200克

💧 控糖关键点：胡萝卜素、维生素C

苋菜含有丰富的胡萝卜素和维生素C。其中胡萝卜素可以清除体内的自由基，维持体内胰岛素的活性，维生素C对预防糖尿病有很大的帮助。苋菜还有较多的矿物质，十分适合糖尿病患者食用。

💧 对并发症的益处

糖尿病患者伴心、肾、视网膜及神经病变合并症与缺镁有一定关系，苋菜中的镁能够在一定程度上帮助减少糖尿病并发症。同时，苋菜富含钙质，能维持正常的心肌活动，防止肌肉痉挛，预防糖尿病患者骨质疏松。

💧 营养饱腹的控糖吃法

在处理苋菜的时候，要先清洗再切段，因为切段后清洗容易让苋菜表面的残留农药从截断面进入苋菜内部。可以先把苋菜放到苏打水中浸泡片刻，再进行清洗。

每100克苋菜所含营养素对比

营养成分	含量	同类食物含量比较
蛋白质	2.8克	低
脂肪	0.4克	低
碳水化合物	5.9克	低
膳食纤维（不溶性）	1.8克	低
胡萝卜素	1490.0微克	高
维生素C	47.0毫克	高
钙	178.0毫克	高
镁	38.0毫克	高

控糖搭配

💧 **苋菜 + 玉米面**

增加饱腹感的同时，辅助改善糖耐量。

💧 **苋菜 + 蒜**

补充钙、镁、磷等多种矿物质，增强免疫力。

苋菜玉米糊

宜吃： 1小茶盅　　**热量：** 约90千卡

【材料】

苋菜50克，玉米面100克，盐适量。

【做法】

❶ 锅中加水烧开；玉米面加水调成糊，倒入锅中，大火煮沸，转小火煮成粥。

❷ 苋菜去老梗，洗净，切段，加入粥中略煮，加盐调味即可。

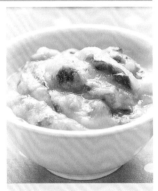

预测血糖生成指数：中

清炒苋菜

宜吃： 1半握拳　　**热量：** 约130千卡

【材料】

苋菜300克，植物油、蒜末、盐各适量。

【做法】

❶ 苋菜去老梗，洗净。

❷ 锅中不放油，直接将苋菜与蒜末放入锅中，以中火将苋菜烤蔫；顺锅边倒入植物油，翻炒均匀。

❸ 加盐调味，小火焖2~3分钟，使汤汁完全渗出。

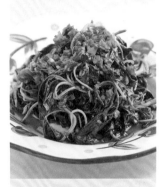

预测血糖生成指数：低

荠菜

保护胰岛细胞

血糖生成指数：低
热量：27千卡/100克
每天适宜吃：200克

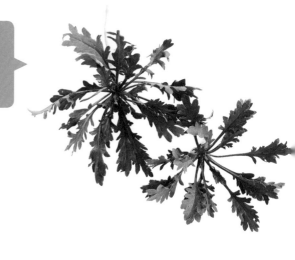

💧 控糖关键点：胡萝卜素

荠菜中富含的胡萝卜素，能辅助对抗人体内的自由基，达到抗氧化、保护胰岛细胞的作用，进而帮助糖尿病患者维持血糖平衡。

💧 对并发症的益处

荠菜有丰富的营养价值，所含的橙皮苷能够消炎抗菌，所含的氨基酸对糖尿病并发白内障患者有益。荠菜豆腐汤可以作为糖尿病并发白内障患者的食疗菜谱。

💧 营养饱腹的控糖吃法

荠菜可以炒食、凉拌、做馅、做汤，食用方法多样。荠菜特别适宜制馅，与肉搭配，作为馄饨、饺子、春卷的馅，让糖尿病患者在享受美味的同时，还能保持血糖稳定。

每100克荠菜所含营养素对比

营养成分	含量	同类食物含量比较
蛋白质	2.9克	低
脂肪	0.4克	低
碳水化合物	4.7克	低
膳食纤维（不溶性）	1.7克	低
胡萝卜素	2 590.0微克	高
维生素C	43.0毫克	高
钙	294.0毫克	高
铁	5.4毫克	中

宜

控糖搭配

💧 **荠菜 + 豆干**

具有补虚益气、健脑益智、清热降压的功效。

💧 **荠菜 + 薏米**

清热利湿，且可以辅助宽肠通便。

荠菜拌香干

宜吃： 1半握拳　　**热量：** 约130千卡

【材料】

荠菜200克，香干50克，酱油、陈醋、盐、香油各适量。

【做法】

❶ 荠菜洗净，放入沸水中焯熟，捞出沥干，切末。

❷ 香干洗净，放入沸水中焯熟，捞出沥干，切丁。

❸ 荠菜末与香干丁混合，加所有调料搅拌均匀即可。

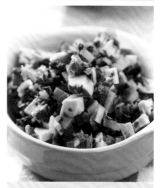

预测血糖生成指数：低

荠菜薏米粥

宜吃： 1小茶盅　　**热量：** 约60千卡

【材料】

荠菜200克，薏米、大米各50克，盐适量。

【做法】

❶ 荠菜洗净，切碎；大米洗净；薏米洗净，提前浸泡一段时间，捞出。

❷ 锅中加适量水，倒入薏米、大米，大火煮沸。

❸ 转中火，煮至米粒软烂时加入荠菜，食材全熟，加盐调味即可。

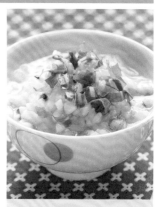

预测血糖生成指数：中

莴笋

血糖生成指数低

血糖生成指数：低
热量：14千卡/100克
每天适宜吃：250克

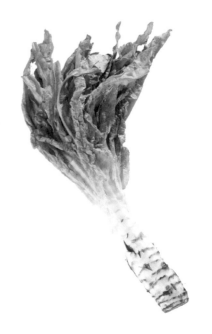

💧 控糖关键点：热量低、水分多

莴笋90%的成分都是水，是一种低热量的蔬菜，适合肥胖的糖尿病患者食用。而且莴笋的血糖生成指数很低，食用后对血糖几乎没什么影响。

💧 对并发症的益处

莴笋中的钾含量较为丰富，有利于调节体内钠的平衡，具有辅助降低血压、预防糖尿病并发症的作用。莴笋还有促进胃肠蠕动、防治便秘等功效。

💧 营养饱腹的控糖吃法

最适宜糖尿病患者的吃法就是凉拌莴笋，但注意不宜放太多盐。木耳可以降血脂，与莴笋同食，可降低血液黏稠度，减少糖尿病患者并发心脑血管疾病的风险。

每100克莴笋所含营养素对比

营养成分	含量	同类食物含量比较
蛋白质	1.0克	低
脂肪	0.1克	低
碳水化合物	2.8克	低
膳食纤维（不溶性）	0.6克	低
胡萝卜素	150.0微克	中
维生素C	4.0毫克	低
钾	212.0毫克	中
铁	0.9毫克	低

控糖搭配

💧 **莴笋 + 木耳**

对并发高血压、血脂异常患者有一定的益处。

💧 **莴笋 + 香菇**

促进肠胃蠕动，适合肥胖型糖尿病患者。

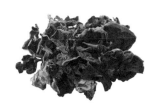

莴笋拌木耳

宜吃：1半握拳   **热量：约90千卡**

【材料】

莴笋150克，水发木耳50克，蒜末、香油、盐各适量。

【做法】

❶ 水发木耳放入沸水中焯熟，捞出沥干。

❷ 莴笋去皮，洗净，切薄片，放入沸水中焯熟，捞出沥干，放入盘中；放入木耳、蒜末，拌匀。

❸ 淋上香油，加盐调味即可。

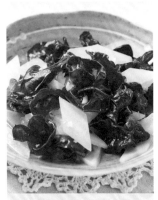

预测血糖生成指数：低

香菇炒莴笋

宜吃：1半握拳   **热量：约150千卡**

【材料】

水发香菇100克，莴笋200克，香油、植物油、盐各适量。

【做法】

❶ 水发香菇洗净，切片；莴笋去皮，洗净，切片。

❷ 油锅烧热，加莴笋片、香菇片翻炒。

❸ 淋上香油，加盐炒匀即可。

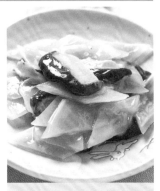

预测血糖生成指数：低

竹笋

吸附脂肪，促进消化

> 血糖生成指数：低
> 热量：19千卡/100克
> 每天适宜吃：200克

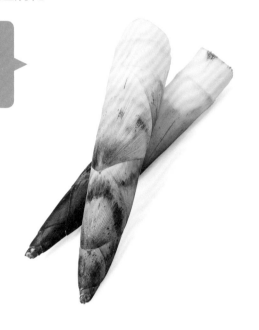

💧 控糖关键点：膳食纤维

竹笋低脂肪、低碳水化合物，但含有一定量的膳食纤维，能促进肠胃蠕动，延缓消化道对糖的吸收，使餐后血糖平稳。所以，糖尿病患者可以适量多吃笋类的食物。

💧 对并发症的益处

竹笋中的膳食纤维有吸附脂肪、促进胃肠蠕动、助消化等功效，有水肿、急性肾炎、喘咳等症状的糖尿病患者可适量食用，同时对肥胖型糖尿病患者也有一定益处。

💧 营养饱腹的控糖吃法

竹笋中的草酸含量比较高，因此在食用之前可以先用沸水煮一下，去除草酸。一方面可以促进人体对钙的吸收，另一方面也可以去除竹笋的苦味。

每100克竹笋所含营养素对比

营养成分	含量	同类食物含量比较
蛋白质	2.6克	低
脂肪	0.2克	低
碳水化合物	3.6克	低
膳食纤维（不溶性）	2.0克	中
钾	389.0毫克	高
磷	64.0毫克	中

控糖搭配

💧 **竹笋 + 芹菜**

膳食纤维丰富，可减轻糖尿病患者的便秘症状。

💧 **竹笋 + 枸杞头**

低脂肪、低糖、高膳食纤维，适合肥胖型糖尿病患者。

芹菜竹笋肉丝汤

宜吃： 1小饭碗 　　**热量：** 约110千卡

【材料】

芹菜、竹笋各50克，肉丝30克，植物油、盐各适量。

【做法】

❶ 芹菜洗净，切小段；竹笋洗净，切丝；肉丝洗净。

❷ 油锅烧热，放入肉丝略炒，盛出。

❸ 芹菜、竹笋放入锅中，加水，大火烧开。

❹ 加入肉丝，转小火，煮至食材熟透，加盐调味即可。

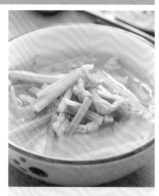

预测血糖生成指数：低

竹笋枸杞头

宜吃： 1掌背 　　**热量：** 约70千卡

【材料】

枸杞头50克，竹笋250克，红椒、姜末、植物油、盐各适量。

【做法】

❶ 枸杞头去杂洗净；竹笋洗净，切丝；红椒洗净，切丝。

❷ 油锅烧热，用姜末炝锅，放入枸杞头、竹笋丝和红椒丝一起煸炒，放入盐调味即可。

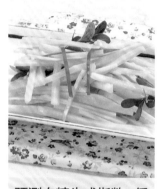

预测血糖生成指数：低

菜花

改善糖耐量和血脂异常

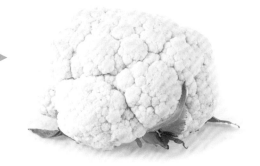

血糖生成指数：低
热量：20千卡/100克
每天适宜吃：200克

💧 控糖关键点：维生素C

缺乏维生素C可以使糖耐量显著下降，所以维生素C的缺乏是糖尿病发生的一个危险因素。而糖尿病患者的胰岛素缺乏也会反过来抑制身体组织对于维生素C的吸收利用，两者易形成恶性循环。菜花富含维生素C，可以帮助糖尿病患者调节血糖平衡。

💧 对并发症的益处

菜花中含有一定量的类黄酮，可以预防感染，清理血管垃圾，阻止胆固醇堆积，预防血小板凝结，能够减少糖尿病患者心脏病与脑卒中发生的风险。菜花还含有维生素K，可以保护血管壁，使血管壁不容易破裂。

💧 营养饱腹的控糖吃法

菜花容易生虫，在栽培的过程中会使用较多农药。加上菜花表面凹凸不平，因此容易导致农药残留。所以菜花在食用之前可先用盐水泡一下，并注意清洗干净。

每100克菜花所含营养素对比

营养成分	含量	同类食物含量比较
蛋白质	1.7克	低
脂肪	0.2克	低
碳水化合物	4.6克	低
膳食纤维（不溶性）	2.1克	中
维生素C	32.0毫克	高
硒	2.9微克	高

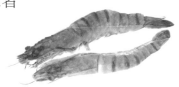

控糖搭配

💧 **菜花 + 西红柿**
富含维生素且血糖生成指数低，适合糖尿病患者
食用。

💧 **菜花 + 虾**
营养互补，可辅助提高糖尿病患者的免疫力。

茄汁菜花　　宜吃：1半握拳　热量：约110千卡

【材料】
　　菜花100克，西红柿200克，植物油、盐各适量。

【做法】
　　❶西红柿洗净，去皮，切块；菜花洗净，掰成小朵，
放入沸水中焯熟，捞出沥干。
　　❷油锅烧热，放入菜花、西红柿，翻炒至西红柿出汁，
大火收汁，加盐调味即可。

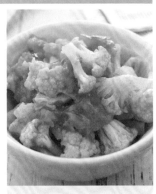

预测血糖生成指数：低

虾仁菜花　　宜吃：1半握拳　热量：约100千卡

【材料】
　　菜花150克，虾仁、植物油、盐各适量。

【做法】
　　❶菜花洗净，掰成小朵，放入沸水中焯熟，捞出沥干；
虾仁用凉水解冻，洗净。
　　❷油锅烧热，放入虾仁略炒，再加入菜花。
　　❸炒至食材全熟，加盐调味即可。

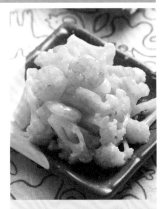

预测血糖生成指数：低

西蓝花

增加胰岛素的利用率

血糖生成指数：低
热量：27千卡/100克
每天适宜吃：200克

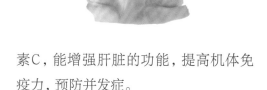

💧 控糖关键点：萝卜硫素

萝卜硫素常见于十字花科蔬菜中，它能抑制肝细胞产生葡萄糖，并可以改善高脂肪和高碳水化合物饮食患者的葡萄糖耐受。它前体的提取物可有效控制2型糖尿病患者的空腹血糖和糖化血红蛋白水平。

💧 对并发症的益处

西蓝花含有一定量的类黄酮物质，对高血压、心脏病有调节和预防的作用。西蓝花中含有硫代葡萄糖苷和较多维生素C，能增强肝脏的功能，提高机体免疫力，预防并发症。

💧 营养饱腹的控糖吃法

西蓝花用开水焯过后不仅口感更好，而且膳食纤维更容易被消化，可增加胃肠的耐受性。将西蓝花茎梗粗厚的外皮削去，用里面的嫩茎可以做成凉拌菜。西蓝花还可以和菜花一起炒，是糖尿病患者的理想菜肴。

每100克西蓝花所含营养素对比

营养成分	含量	同类食物含量比较
蛋白质	3.5克	中
脂肪	0.6克	低
碳水化合物	3.7克	低
胡萝卜素	151.0微克	中
维生素C	56.0毫克	高
钙	50.0毫克	中
镁	22.0毫克	中
铁	0.9毫克	低

控糖搭配

💧 **西蓝花 + 虾仁**

帮助增强免疫力，延缓心脑血管并发症。

💧 **西蓝花 + 胡萝卜**

可营养互补，延缓餐后血糖的升高。

虾仁西蓝花

宜吃： 1半握拳 　　**热量：** 约165千卡

【材料】

西蓝花、虾仁各50克，圣女果3个，鸡蛋1个，盐、植物油各适量。

【做法】

❶ 鸡蛋取蛋清；虾仁洗净，去除虾线，加入蛋清拌匀；西蓝花洗净，掰成小朵，放入沸水中焯熟，捞出沥干；圣女果洗净，切片。

❷ 油锅烧热，倒入西蓝花、圣女果翻炒均匀，倒入裹好蛋清的虾仁炒熟，调入盐炒均即可。

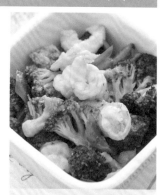

预测血糖生成指数：低

炒三脆

宜吃： 1半握拳 　　**热量：** 约120千卡

【材料】

西蓝花100克，胡萝卜50克，干银耳10克，植物油、盐各适量。

【做法】

❶ 干银耳泡发，去蒂，洗净，撕成小朵；胡萝卜去皮，洗净，切丁；西蓝花洗净，掰成小朵，放入沸水中焯熟，捞出沥干。

❷ 锅内加水烧开，煮熟银耳，取出备用。

❸ 油锅烧热，放入西蓝花、胡萝卜丁、银耳翻炒片刻，拌炒均匀后，加盐调味即可。

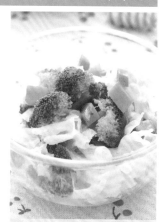

预测血糖生成指数：低

茄子

增强血管弹性

血糖生成指数：低
热量：21千卡/100克
每天适宜吃：250克

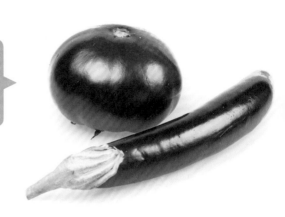

💧 控糖关键点：维生素P

茄子是一种营养价值很高的蔬菜，脂肪和热量很低，适合糖尿病患者食用。茄子中还含有较为丰富的维生素P，能维持血糖平衡。

💧 对并发症的益处

茄子中含有多种矿物质元素和维生素P，可以帮助糖尿病患者在维持血糖平衡的同时，增强血管弹性、降血压。茄子中的膳食纤维还可以帮助肥胖型糖尿病患者减肥。茄子中的皂苷降低胆固醇的功效非常明显，其他成分还有预防心脑血管疾病的功效。

💧 营养饱腹的控糖吃法

凉拌茄子是糖尿病患者很好的选择，尤其适合老年人食用。老茄子营养相对较少，特别是秋后的茄子，口感也不是很好，尽量不要吃。

每100克茄子所含营养素对比

营养成分	含量	同类食物含量比较
蛋白质	1.1克	低
脂肪	0.2克	低
碳水化合物	4.9克	低
膳食纤维（不溶性）	1.3克	低
维生素P	750.0毫克	高
锌	0.2毫克	低
钾	142.0毫克	中
钙	24.0毫克	中

控糖搭配

💧 **茄子 + 蒜**

具有辅助保护血管的作用。

💧 **茄子 + 青椒**

青椒中的维生素 C 可增加茄子中营养元素的吸收率。

蒜泥茄子

宜吃：1半握拳　　**热量：**约90千卡

【材料】

长茄子200克，青椒、红椒各1个，蒜末、酱油、陈醋、盐各适量。

【做法】

❶ 茄子洗净，放入蒸锅中蒸熟。

❷ 青椒和红椒洗净，切碎；将青椒碎、红椒碎和所有调料拌匀，制成调味酱汁。

❸ 茄子切成条状，淋上调味汁即可。

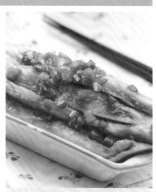

预测血糖生成指数：低

青椒茄子

宜吃：1掌背　　**热量：**约70千卡

【材料】

茄子150克，青椒30克，土豆1个，植物油、盐各适量。

【做法】

❶ 茄子洗净，切块；青椒洗净，切片；土豆洗净，去皮，切块。

❷ 油锅烧热，放入茄子块翻炒；茄子吸完油后，倒入青椒片、土豆块翻炒。

❸ 加水煮至土豆熟软后，放盐调味即可。

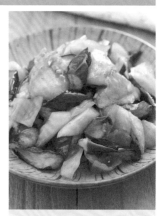

预测血糖生成指数：低

山药

预防动脉粥样硬化

> 血糖生成指数：低
> 热量：56千卡/100克
> 每天适宜吃：100克

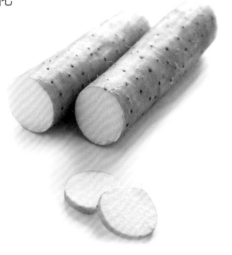

💧 控糖关键点：脂肪含量低

山药血糖生成指数低，脂肪含量低，代替部分主食食用，可以让餐后血糖缓慢升高，避免血糖波动太剧烈。

💧 对并发症的益处

山药中的黏液蛋白能防止脂肪沉积在血管壁上，保持血管弹性，阻止动脉粥样硬化，帮助糖尿病患者预防心脑血管并发症。

💧 营养饱腹的控糖吃法

糖尿病患者可以用山药代替主食来食用，如配以白面制成山药饼或直接蒸食，每次食用量不宜过多，50~100克即可，以免胀肚子。

每100克山药所含营养素对比

营养成分	含量	同类食物含量比较
蛋白质	1.9克	低
脂肪	0.2克	低
碳水化合物	12.4克	低
膳食纤维（不溶性）	0.8克	低
维生素B$_1$	50.0微克	低
维生素B$_2$	20.0微克	低
磷	34.0毫克	低
钾	213.0毫克	中

控糖搭配

💧 **山药 + 紫甘蓝**

营养美味，能辅助调节血糖。

💧 **山药 + 莴笋**

热量低，熟后质地细软，适合咀嚼功能不好的糖尿病患者。

紫甘蓝山药

宜吃：1掌背 ☐　**热量：**约60千卡

【材料】

　　山药100克，紫甘蓝100克，桂花5克，木糖醇适量。

【做法】

❶ 山药洗净，蒸熟，晾凉刮皮，切成长条状。

❷ 紫甘蓝洗净，切碎，用榨汁机打成汁，放入木糖醇。

❸ 山药浸泡于紫甘蓝汁中1~2小时至均匀上色。

❹ 山药码盘后撒上桂花即可。

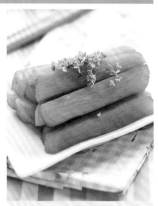

预测血糖生成指数：低

莴笋炒山药

宜吃：1掌背 ☐　**热量：**约70千卡

【材料】

　　山药、莴笋各100克，胡萝卜50克，胡椒粉、植物油、盐各适量。

【做法】

❶ 山药、莴笋、胡萝卜分别洗净，去皮，切长条，放入沸水中焯熟，捞出沥干。

❷ 油锅烧热，放入山药、莴笋、胡萝卜，加胡椒粉、盐炒匀即可。

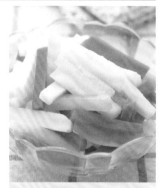

预测血糖生成指数：低

魔芋豆腐

较高膳食纤维

血糖生成指数：低
热量：20千卡/100克
每天适宜吃：100克

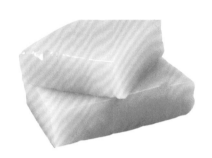

💧 控糖关键点：膳食纤维

魔芋豆腐是低脂肪、较高膳食纤维的食物，所含的膳食纤维在进入胃时可吸收碳水化合物，然后在小肠内抑制碳水化合物的吸收，可有效降低餐后血糖。

💧 对并发症的益处

魔芋豆腐中含有多糖，容易和胆汁盐结合形成复合物，能降低胆固醇的吸收，可帮助糖尿病患者降血脂，从而延缓并发症的发生。而且，魔芋豆腐中的膳食纤维在胃肠中吸收水分时，能使胃肠蠕动功能增强，且魔芋豆腐的高水分可以软化大便，使肠道润滑，同时它还能包附脂肪和多余的毒素，使这些废物排出体外。

💧 营养饱腹的控糖吃法

魔芋豆腐一定要煮熟之后才能食用，买回家后可以先用水浸泡一段时间，消除本身的碱味。

每100克魔芋豆腐所含营养素对比

营养成分	含量	同类食物含量比较
蛋白质	2.8克	低
脂肪	0克	低
碳水化合物	3克	低
膳食纤维	4.3克	中

宜

控糖搭配

💧 **魔芋豆腐 + 荠菜**

低热量、高膳食纤维，是肥胖型糖尿病患者的优选菜品。

💧 **魔芋豆腐 + 冬瓜**

有利于缓解糖尿病患者水肿、乏力的症状。

荠菜魔芋豆腐丝汤

宜吃： 1小饭碗 　　**热量：** 约90千卡

【材料】

荠菜、魔芋豆腐各100克，香油、盐各适量。

【做法】

❶ 荠菜洗净，切碎；魔芋豆腐切丝。

❷ 魔芋丝放入锅中，加水，大火煮沸，转小火煮熟。

❸ 加荠菜略煮，加香油、盐调味即可。

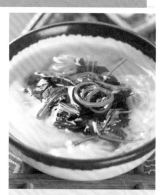

预测血糖生成指数：低

魔芋豆腐丝冬瓜汤

宜吃： 1小饭碗 　　**热量：** 约100千卡

【材料】

魔芋豆腐、冬瓜各100克，海米10克，姜、蒜末、植物油、盐各适量。

【做法】

❶ 姜洗净，切片；冬瓜去皮、瓤，洗净，切丁；魔芋豆腐切丝。

❷ 油锅烧热，炸熟海米；放姜片、蒜末煸炒出香味。

❸ 锅中放水，放入魔芋豆腐丝、冬瓜丁，烧开。

❹ 煮熟后放适量盐调味即可。

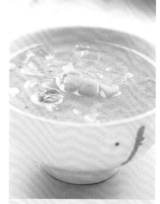

预测血糖生成指数：低

黄瓜

富含水分，热量低

血糖生成指数：低
热量：15千卡/100克
每天适宜吃：250克

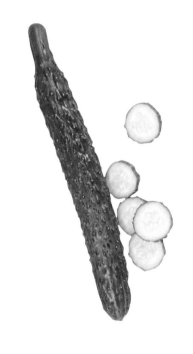

🔵 控糖关键点：热量低、水分多

黄瓜热量低、水分多，可代替部分水果生吃，非常适合糖尿病患者食用。黄瓜中所含的葡萄糖苷、果糖等的代谢不需要胰岛素的参与，故对血糖影响较小。

🔵 对并发症的益处

中老年糖尿病患者尤其是2型糖尿病患者，经常食用黄瓜，不仅有助于控制血糖，还有助于预防糖尿病合并血脂异常。黄瓜还能抑制碳水化合物转化为脂肪，对控制体重也有所帮助。

🔵 营养饱腹的控糖吃法

用蒜和醋调味做成的凉拌黄瓜，可以抑制碳水化合物转变为脂肪，降低胆固醇，对糖尿病合并血脂异常有一定的食疗功效。

每100克黄瓜所含营养素对比

营养成分	含量	同类食物含量比较
蛋白质	0.8克	低
脂肪	0.2克	低
碳水化合物	2.9克	低
膳食纤维（不溶性）	0.5克	低
维生素C	9.0毫克	低
钾	102.0毫克	中

控糖搭配

💧 **黄瓜 + 蒜**

抑制体内脂肪生成，降低胆固醇，适合并发高血脂患者。

💧 **黄瓜 + 木耳**

平衡营养，辅助减肥，预防动脉粥样硬化。

拍黄瓜

宜吃：1半握拳　**热量：**约90千卡

【材料】

黄瓜200克，蒜末、香油、白醋、盐各适量。

【做法】

❶ 黄瓜洗净，用刀背拍扁，切成适宜入口的大小。

❷ 加入所有调味品拌匀即可。

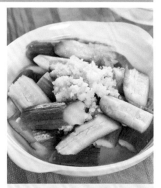

预测血糖生成指数：低

双耳炒黄瓜

宜吃：1半握拳　**热量：**约100千卡

【材料】

干木耳、干银耳各10克，黄瓜100克，植物油、盐各适量。

【做法】

❶ 干银耳、干木耳分别泡发，去蒂，洗净，焯熟后捞出沥干；黄瓜洗净，切片。

❷ 油锅烧热，放入银耳、木耳翻炒。

❸ 放入黄瓜片，加盐炒熟即可。

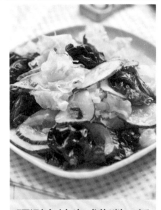

预测血糖生成指数：低

苦瓜

苦瓜素辅助稳血糖

血糖生成指数：低
热量：22千卡/100克
每天适宜吃：100克

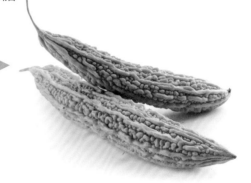

🟦 控糖关键点：苦瓜素

苦瓜中含有"苦瓜素"，这是一种糖苷类物质，对控制体重、降低餐后血糖都有一定的帮助，所以也有人把它叫作"植物胰岛素"。虽然它没有真正胰岛素那么大的作用，但作为天然食物，非常适合糖尿病患者平日食用。

🟦 对并发症的益处

苦瓜的维生素C含量很高，具有预防坏血病、防止动脉粥样硬化、保护心脏等作用。苦瓜中的苦瓜素被誉为"脂肪杀手"，能帮助降低血脂。此外，苦瓜还对治疗痢疾、疮肿、痱子、结膜炎等病有一定的辅助作用。

🟦 营养饱腹的控糖吃法

将新鲜的苦瓜切成片，晒干，可以随时拿几片泡水喝。这有利于血糖控制，还有利于减肥、降血脂，适合肥胖及血脂偏高的糖尿病患者饮用。

每100克苦瓜所含营养素对比

营养成分	含量	同类食物含量比较
蛋白质	1.0克	低
脂肪	0.1克	低
碳水化合物	4.9克	低
膳食纤维（不溶性）	1.4克	中
维生素B$_1$	30.0微克	低
维生素B$_2$	30.0微克	低
维生素C	56.0毫克	高

控糖搭配

💧 **苦瓜 + 胡萝卜**

富含维生素 C，有益于增强的免疫力，延缓并发症。

💧 **苦瓜 + 山药**

有利于减肥、降血糖，可用来代替部分主食。

苦瓜炒胡萝卜

宜吃： 1掌背 ⬜ **热量：** 约60千卡

【材料】

苦瓜、胡萝卜各100克，葱花、植物油、盐各适量。

【做法】

❶ 苦瓜洗净，去瓤，切片。

❷ 胡萝卜去皮，洗净，切薄片。

❸ 油锅烧热，放入苦瓜片和胡萝卜片，大火快炒。

❹ 加入盐，转中火炒匀盛出，撒上葱花即可。

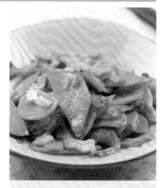

预测血糖生成指数：低

山药枸杞子煲苦瓜

宜吃： 1小茶盅 🥣 **热量：** 约120千卡

【材料】

猪瘦肉、苦瓜、山药各50克，枸杞子10克，白胡椒粉、鸡汤、植物油、葱末、姜末、盐各适量。

【做法】

❶ 山药洗净，去皮，切片；苦瓜洗净，去瓤，切片。

❷ 猪瘦肉洗净，切片；油锅烧热，放入肉片、葱末、姜末一起煸炒。

❸ 待炒出香味后加入适量鸡汤，放入山药片、枸杞子以及白胡椒粉和盐，用大火煮。

❹ 待水开后改用中火煮，10分钟后再放入苦瓜片煮片刻即可。

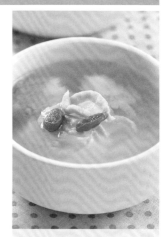

预测血糖生成指数：低

冬瓜

缓解便秘，
辅助降压

血糖生成指数：低
热量：11千卡/100克
每天适宜吃：250克

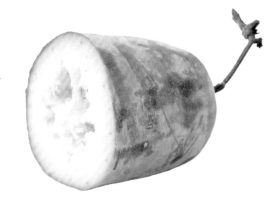

🌢 控糖关键点：丙醇二酸

冬瓜具有低糖、低脂肪的优点，能够预防餐后血糖急剧上升。冬瓜含有的丙醇二酸具有抑制糖类转化为脂肪、防止体内脂肪堆积的功能，帮助糖尿病患者预防肥胖，稳定血糖。

🌢 对并发症的益处

冬瓜可润肠通便，辅助治疗糖尿病并发便秘。冬瓜含有丙醇二酸，对预防血液黏稠度增高及由此导致的高血压等并发症有利，尤其适合有肾病、高血压、冠心病等并发症的糖尿病患者食用。

🌢 营养饱腹的控糖吃法

冬瓜常在夏季作为汤菜料食用，在辅助控血糖的同时可以消暑。冬瓜子和冬瓜瓤有一定的利水效果，有利于糖尿病患者去水肿。因此，在食用冬瓜时，也可以不去掉冬瓜子和冬瓜瓤。

每100克冬瓜所含营养素对比

营养成分	含量	同类食物含量比较
蛋白质	0.3克	低
脂肪	0.2克	低
碳水化合物	2.4克	低
维生素C	16.0毫克	中

控糖搭配

💧 **冬瓜 + 冬菇**

两者搭配，可帮助糖尿病患者消除水肿。

💧 **冬瓜 + 红豆**

冬瓜和红豆都有辅助消肿和减肥的功效，适合糖尿病并发肥胖症患者食用。

炒二冬

宜吃：1半握拳　　**热量：**约90千卡

【材料】

冬瓜200克，冬菇50克，水淀粉、葱丝、姜丝、植物油、盐各适量。

【做法】

❶ 冬瓜去皮、瓤，洗净，切块；冬菇泡发，洗净，切薄片，放入沸水中焯熟，捞出沥干。

❷ 油锅烧热，放入葱丝、姜丝煸炒出香味。

❸ 放入冬瓜块、冬菇片，翻炒片刻，加盐调味，用水淀粉勾芡即可。

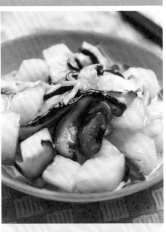

预测血糖生成指数：低

冬瓜红豆汤

宜吃：2~3小茶盅　　**热量：**120~180千卡

【材料】

冬瓜300克，红豆150克，盐适量。

【做法】

❶ 冬瓜去皮、瓤，洗净，切成方块。

❷ 红豆洗净，提前浸泡一段时间，捞出。

❸ 所有原料入锅，加水，煲至红豆熟烂，加盐调味即可。

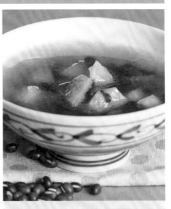

预测血糖生成指数：低

南瓜

促进胰岛素合成

血糖生成指数：中
热量：22千卡/100克
每天适宜吃：150克

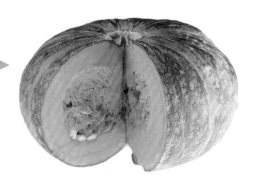

💧 控糖关键点：钴、铬

虽然南瓜已接近为高血糖生成指数食物，但是南瓜中的钴是胰岛细胞合成胰岛素必需的微量元素，南瓜中的铬能参与糖代谢。用南瓜代替一部分主食，对糖尿病患者的血糖控制有益。

💧 对并发症的益处

南瓜有利水功效，对改善糖尿病并发肾病者的水肿症状有利。南瓜中含有的胡萝卜素，在人体内能转化为维生素A，而维生素A能保护糖尿病患者的视力，预防眼部疾病。

💧 营养饱腹的控糖吃法

新鲜南瓜加入适量水煮熟食用，或者把南瓜晒干烘烤，磨制成南瓜粉，每次取30~40克，倒入适量温开水调匀后作为加餐，有利于血糖平衡。

每100克南瓜所含营养素对比

营养成分	含量	同类食物含量比较
蛋白质	0.7克	低
脂肪	0.1克	低
碳水化合物	5.3克	低
膳食纤维（不溶性）	0.8克	低
胡萝卜素	890.0微克	中
维生素C	8.0毫克	低
钾	145.0毫克	中

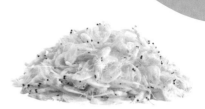

控糖搭配

💧 **南瓜 + 虾皮**

辅助护肝补肾，延缓并发症。

💧 **南瓜 + 猪瘦肉**

增加饱腹感，且能较为全面地补充营养。

南瓜虾皮汤

宜吃：1~2小茶盅 　**热量：**70~140千卡

【材料】

南瓜100克，虾皮25克，植物油、盐、葱花各适量。

【做法】

❶ 南瓜去皮、瓤，洗净，切成薄片；虾皮洗净。

❷ 油锅加热，放入南瓜片爆炒，加水和虾皮。

❸ 南瓜煮烂时，加入盐调味，撒上葱花即可。

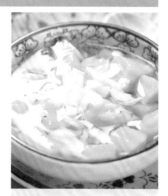

预测血糖生成指数：中

南瓜蒸肉

宜吃：1掌背 　**热量：**约100千卡

【材料】

南瓜500克，猪肉150克，酱油、甜面酱、葱花各适量。

【做法】

❶ 南瓜洗净，在瓜蒂处开一个小盖子，挖出瓜瓤（也可以切成花型口）。

❷ 猪肉洗净，切片，加酱油、甜面酱、葱花拌匀，装入南瓜中，盖上盖子，上锅蒸2小时取出即可。

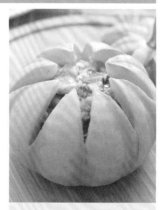

预测血糖生成指数：中

白萝卜

延缓食物吸收

血糖生成指数：低
热量：16千卡/100克
每天适宜吃：200克

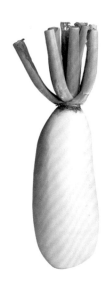

💧 控糖关键点：热量低、水分多

白萝卜所含热量较少，含水分较多，糖尿病患者食用后容易产生饱腹感，从而减少对其他食物的摄入，保持合理体重的同时还能改善血糖水平。

有利于改善血糖水平，并促进肠蠕动，防治便秘。

💧 对并发症的益处

白萝卜中的淀粉酶、氧化酶可以分解食物中的脂肪和淀粉，促进脂肪的代谢，降低胆固醇，防治冠心病。白萝卜富含芥子油和膳食纤维，可延缓食物吸收，

💧 营养饱腹的控糖吃法

在服用人参和西洋参的时候尽量不要吃或少吃白萝卜，以免效用相反，起不到补益的效果。但在服用人参、西洋参后出现腹胀时，则可适量吃些白萝卜缓解。

每100克白萝卜所含营养素对比

营养成分	含量	同类食物含量比较
蛋白质	0.7克	低
脂肪	0.1克	低
碳水化合物	4.0克	低
维生素B$_1$	20.0微克	低
维生素C	19.0毫克	中
钙	47.0毫克	中
镁	12.0毫克	低

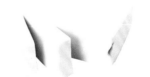

控糖搭配

💧 **白萝卜 + 雪梨**

白萝卜搭配雪梨，适合糖尿病并发便秘患者。

💧 **白萝卜 + 豆腐**

白萝卜助消化功能很强，与豆腐伴食，更有助于糖尿病患者吸收豆腐的营养。

白萝卜雪梨汁

宜吃：1~2小茶盅 🥣 **热量：**约100千卡

【材料】

白萝卜半个，雪梨1个。

【做法】

❶ 白萝卜、雪梨分别洗净，去皮，切丁。

❷ 白萝卜丁、雪梨丁放入榨汁机中榨汁即可。

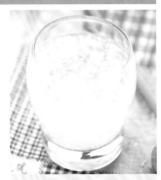

预测血糖生成指数：低

白萝卜炖豆腐

宜吃：1小饭碗 🥣 **热量：**约100千卡

【材料】

白萝卜200克，豆腐、魔芋丝各100克，植物油、盐各适量。

【做法】

❶ 白萝卜洗净，去皮，切丝；豆腐洗净，切小块。

❷ 油锅烧热，白萝卜丝入油锅略炒。

❸ 加清水煮至白萝卜丝酥软，放入豆腐块、魔芋丝。

❹ 煮熟后，加盐调味即可。

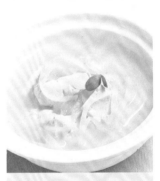

预测血糖生成指数：低

青椒

改善糖代谢

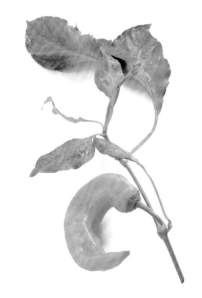

血糖生成指数：低
热量：27千卡/100克
每天适宜吃：150克

💧 控糖关键点：维生素C、膳食纤维

青椒的维生素C含量在蔬菜中是佼佼者，有利于提高糖尿病患者的糖耐量，帮助患者稳定血糖。青椒含有较多的膳食纤维，能减缓消化道对糖的吸收，改善糖代谢。

💧 对并发症的益处

青椒适宜糖尿病并发动脉粥样硬化、冠心病、高血压患者食用。青椒中的硒能改善糖、脂肪等物质在血管壁上的沉积，降低血液黏稠度，降低动脉粥样硬化及冠心病、高血压等血管并发症的发生率。

💧 营养饱腹的控糖吃法

青椒不宜一次吃得过多，以每日150克为宜。选择大而丰满的青椒，剖开、去子，然后把青椒放入碱水中浸泡5分钟，捞出晾干，不但颜色得以保持，味道也会很好。

每100克青椒所含营养素对比

营养成分	含量	同类食物含量比较
蛋白质	0.8克	低
脂肪	0.3克	低
碳水化合物	5.2克	低
膳食纤维（不溶性）	2.1克	中
维生素C	59.0毫克	高
镁	15.0毫克	中

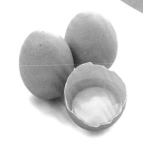

控糖搭配

💧 **青椒 + 猪瘦肉**
均衡营养，有利于糖尿病患者稳定血糖。

💧 **青椒 + 鸡蛋**
促进糖代谢，富含蛋白质。

青椒炒肉

宜吃： 1掌背 　　　　**热量：** 约110千卡

【材料】

　　青椒150克，猪瘦肉100克，植物油、盐各适量。

【做法】

　　❶ 青椒洗净，切片；猪瘦肉洗净，切片。

　　❷ 油锅烧热，放入猪瘦肉片翻炒；放入青椒片，加盐，炒至猪瘦肉片熟烂即可。

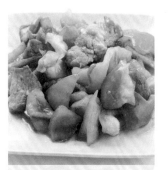

预测血糖生成指数：低

青椒炒鸡蛋

宜吃： 1半握拳 　　　　**热量：** 约140千卡

【材料】

　　青椒150克，鸡蛋1个，植物油、盐各适量。

【做法】

　　❶ 青椒洗净，切丝；鸡蛋打散。

　　❷ 油锅烧热，将蛋液倒入锅中，快速翻炒后盛出。

　　❸ 倒入青椒丝，大火翻炒至断生；倒入炒熟的鸡蛋，加盐翻炒片刻即可。

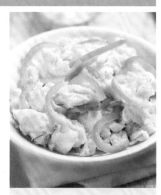

预测血糖生成指数：低

宜

西红柿

热量低，
富含各种维生素

血糖生成指数：低
热量：15千卡/100克
每天适宜吃：250克

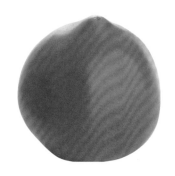

💧 控糖关键点：胡萝卜素、维生素C

西红柿不仅热量低，还含有较丰富的胡萝卜素和维生素C，血糖生成指数也低，适合糖尿病患者每日食用。

💧 对并发症的益处

由于血小板过分"黏稠"，2型糖尿病患者较常人更容易出现动脉粥样硬化和其他心脑血管疾病，如心脏病和脑卒中等。西红柿中的营养成分有抗血小板凝结的作用，可以降低糖尿病患者发生心脑血管并发症的风险。

💧 营养饱腹的控糖吃法

未成熟的青色西红柿含有一定量的有毒物质龙葵素，不宜食用。成熟的西红柿热量低，营养丰富，糖尿病患者可以用西红柿代替部分水果吃。

每100克西红柿所含营养素对比

营养成分	含量	同类食物含量比较
蛋白质	0.9克	低
脂肪	0.2克	低
碳水化合物	4.0克	低
胡萝卜素	375.0微克	中
维生素C	14.0毫克	中
维生素B_1	20.0微克	低
维生素B_2	10.0微克	低
钾	179.0毫克	中

控糖搭配

💧 **西红柿 + 芹菜**

辅助降压，两者同食，有利于延缓并发症。

💧 **西红柿 + 面包粉**

增加饱腹感的同时，延缓餐后血糖的升高。

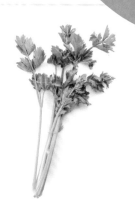

西红柿芹菜汁

宜吃：1小茶盅　　**热量：**约40千卡

【材料】

西红柿100克，芹菜150克。

【做法】

❶ 西红柿洗净，切块；芹菜洗净，切段。

❷ 西红柿块和芹菜段放入榨汁机中榨汁即可。

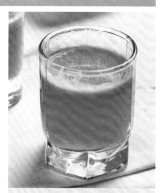

预测血糖生成指数：低

煎西红柿

宜吃：1半握拳　　**热量：**约180千卡

【材料】

西红柿200克，面包粉、植物油、熟芹菜末各适量。

【做法】

❶ 面包粉放入平底锅内，烤成焦黄色。

❷ 西红柿放入沸水中焯一下，剥去皮，切成薄片。

❸ 油锅烧热，放入西红柿煎至两面焦黄，盛入小盘。

❹ 撒上面包粉、熟芹菜末即可。

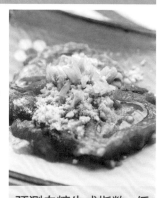

预测血糖生成指数：低

芋艿

淀粉含量高，
不利于血糖控制

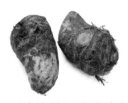

　　芋艿的主要成分为淀粉，相当于我们平时吃的主食。因此，不建议糖尿病患者把芋艿当作蔬菜吃。芋艿含糖量也较高，煮熟后热量及糖分均会升高，易使糖尿病患者食用后血糖升高。

每100克芋艿所含热量和营养素对比

热量和营养成分	含量	同类食物含量比较
热量	79千卡	低
蛋白质	2.2克	低
脂肪	0.2克	低
碳水化合物	18.1克	低
膳食纤维（不溶性）	1.0克	低
钙	36.0毫克	中
磷	55.0毫克	中
钾	378.0毫克	中

甜菜

显著升高餐后血糖

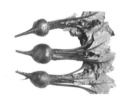

　　甜菜含糖量较高，糖尿病患者食用后血糖会明显升高，故应尽量不吃。甜菜相对于白萝卜、胡萝卜等根菜类蔬菜来说，热量较高，糖尿病患者应控制食用。

每100克甜菜所含热量和营养素对比

热量和营养成分	含量	同类食物含量比较
热量	75千卡	低
蛋白质	1.0克	低
脂肪	0.1克	低
碳水化合物	17.6克	低
膳食纤维（不溶性）	5.9克	中
磷	18.0毫克	低
钾	254.0毫克	中

干百合 碳水化合物含量高

百合以碳水化合物为主要成分，因此对糖尿病患者来说，百合算主食，没有绝对的禁忌，但必须适量。下面表格中是鲜百合的热量和营养成分，相对干百合（每100克含碳水化合物79.1克）来说，鲜百合的碳水化合物含量较低。

每100克鲜百合所含热量和营养素对比

热量和营养成分	含量	同类食物含量比较
热量	166千卡	中
蛋白质	3.2克	中
脂肪	0.1克	低
碳水化合物	38.8克	中
膳食纤维（不溶性）	1.7克	中
钙	11.0毫克	低
磷	61.0毫克	中
钾	510.0毫克	高

菱角 不适合糖尿病合并肾病患者食用

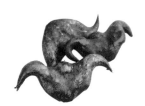

菱角淀粉含量高，作为蔬菜或水果来吃容易造成餐后血糖升高。所以吃菱角也需要相应减少主食的摄入量。另外，菱角中的含钾量也相对较高，对糖尿病并发肾病血钾高者来说，应少选用。

每100克菱角所含热量和营养素对比

热量和营养成分	含量	同类食物含量比较
热量	98千卡	低
蛋白质	4.5克	中
脂肪	0.1克	低
碳水化合物	21.4克	中
膳食纤维（不溶性）	1.7克	低
磷	93.0毫克	中
钾	437.0毫克	中

不宜

腌雪里蕻 含盐较多

雪里蕻经常被腌制成咸菜食用，含盐较多，但糖尿病患者忌多食盐，故不宜食用过多腌制后的雪里蕻。

每100克雪里蕻所含热量和营养素对比

热量和营养成分	含量	同类食物含量比较
热量	24千卡	低
蛋白质	2.0克	低
脂肪	0.4克	低
碳水化合物	4.7克	低
膳食纤维（不溶性）	1.6克	中
维生素C	31.0毫克	中
钙	230.0毫克	高

香椿 不利于并发眼部疾病患者

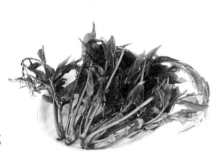

香椿属于"发物"，糖尿病患者大多阴虚、燥热，吃了对病情恢复没有太多好处，且不利于并发眼部疾病患者的恢复。

每100克香椿所含热量和营养素对比

热量和营养成分	含量	同类食物含量比较
热量	47千卡	低
蛋白质	0.4克	低
脂肪	1.7克	低
碳水化合物	10.9克	低
膳食纤维（不溶性）	1.8克	低
钙	96.0毫克	中
磷	147.0毫克	中

酸菜 营养素被破坏，盐含量高

在腌制的过程中，大白菜的许多营养素，特别是维生素 C 被大量破坏，而维生素 C 具有促进胰岛素分泌、保护血管壁的功效。腌制酸菜用了大量的盐，而糖尿病患者不宜摄入太多的盐，因此，糖尿病患者不宜吃酸菜。

每100克酸菜所含热量和营养素对比

热量和营养成分	含量	同类食物含量比较
热量	5千卡	低
蛋白质	0.7克	低
脂肪	0.2克	低
碳水化合物	2.6克	低
钙	48.0毫克	中
磷	38.0毫克	低
钾	116.0毫克	中

韭菜 不利于胃肠健康

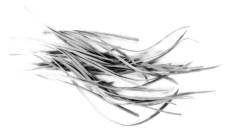

韭菜不易消化，多食不利于糖尿病患者的胃肠健康，不适合消化不良的糖尿病患者食用。且韭菜中含有较多草酸，多食不利于糖尿病患者对钙的吸收。

每100克韭菜所含热量和营养素对比

热量和营养成分	含量	同类食物含量比较
热量	26千卡	低
蛋白质	2.4克	低
脂肪	0.4克	低
碳水化合物	4.6克	低
胡萝卜素	1596.0微克	高
钙	42.0毫克	中
镁	25.0毫克	低

水果类

樱桃
保护胰岛细胞

血糖生成指数：低
热量：46千卡/100克
每天适宜吃：200克

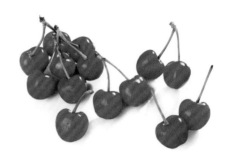

💧 控糖关键点：维生素E

　　樱桃中含有丰富的维生素E，能帮助清除体内的自由基，起到保护胰岛细胞的作用。樱桃也是血糖生成指数低的食物，能辅助稳定血糖。

💧 对并发症的益处

　　樱桃对糖尿病患者防治肾脏并发症有益，还能辅助预防心脑血管系统的并发症。樱桃中还含有较为丰富的胡萝卜素，能提高机体免疫力，延缓糖尿病并发症的发生。

💧 营养饱腹的控糖吃法

　　樱桃不适合久藏，因此一次不宜买太多。新买来的樱桃可以放到柠檬水中，不仅有保鲜的效果，还能帮助杀菌。

每100克樱桃所含营养素对比

营养成分	含量	同类食物含量比较
蛋白质	1.1克	低
脂肪	0.2克	低
碳水化合物	10.2克	低
膳食纤维（不溶性）	0.3克	低
胡萝卜素	210.0微克	中
维生素C	10.0毫克	低
维生素B$_2$	20.0微克	低
维生素E	2.2毫克	高
铁	0.4毫克	中
磷	27.0毫克	中

控糖搭配

💧 **樱桃 + 银耳**

辅助抗氧化、降脂、降压，延缓并发症。

💧 **樱桃 + 西米**

能辅助降血糖，提高身体免疫力。

樱桃桂花银耳羹　宜吃：2~3小茶盅　热量：60~90千卡

【材料】

樱桃50克，干银耳1朵，桂花适量。

【做法】

❶ 干银耳泡发，去蒂，洗净，撕成小朵；樱桃洗净。

❷ 银耳放入锅中，加水，大火煮沸后转小火，煮至银耳熟烂。

❸ 加入桂花、樱桃，用小火稍煮即可。

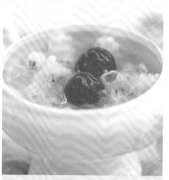

预测血糖生成指数：低

樱桃西米露　宜吃：1小茶盅　热量：约80千卡

【材料】

樱桃80克，西米150克。

【做法】

❶ 樱桃和西米分别洗净；樱桃去核，切丁。

❷ 西米与樱桃丁一起入锅，加水，熬煮至西米熟透即可。

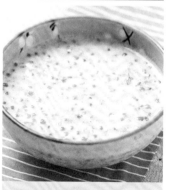

预测血糖生成指数：中

柚子

血糖生成指数低

血糖生成指数：低
热量：46千卡/100克
每天适宜吃：200克

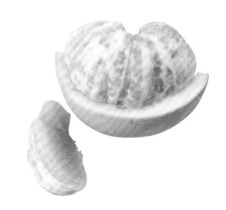

🔵 控糖关键点：铬

柚子的血糖生成指数低，能辅助维持血糖平衡。鲜柚肉中含有一种可以提高胰岛素效能、促进葡萄糖进入细胞内的成分——铬，能参与糖代谢，有助于糖尿病患者调节血糖水平。

🔵 对并发症的益处

柚子中所含的维生素C是抗氧化剂，能清除体内的自由基，预防糖尿病神经病变和血管病变的发生、发展，能预防糖尿病患者发生感染性疾病。柚子

生津止渴，还能在一定程度上改善糖尿病患者口渴多饮的症状。

🔵 营养饱腹的控糖吃法

柚子皮能促进肠胃蠕动，和肉类食物一起炖汤，可以去腥，还可以延缓餐后血糖的急剧上升。在吃柚子的时候，可以把柚子皮留着。

每100克柚子所含营养素对比

营养成分	含量	同类食物含量比较
蛋白质	0.8克	低 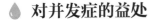
脂肪	0.2克	低
碳水化合物	9.5克	低
膳食纤维（不溶性）	0.4克	低
维生素C	23.0毫克	中
钙	4.0毫克	低

控糖搭配

💧 **柚子 + 鸡肉**

在全面补充营养的同时，辅助维持血糖的平衡。

💧 **柚子 + 西红柿**

低热量、低糖分，且富含维生素 C，是糖尿病患者的理想搭配。

柚子肉炖鸡　　**宜吃：**1小茶盅　　**热量：**约120千卡

【材料】

柚子肉300克，鸡1500克，香油、盐各适量。

【做法】

❶ 鸡洗净；柚子肉切小块。

❷ 鸡和柚子块放进锅里，加水，大火烧开后转小火慢炖2小时；加盐、香油调味即可。

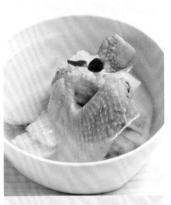

预测血糖生成指数：低

西红柿柚子汁　　**宜吃：**1~2小茶盅　　**热量：**60~120千卡

【材料】

西红柿150克，柚子肉200克，薄荷叶适量。

【做法】

❶ 西红柿洗净，去皮，切丁；柚子肉切丁，薄荷叶洗净。

❷ 西红柿丁和柚子丁一起放入榨汁机中，加50毫升水，榨汁；放薄荷叶装饰即可。

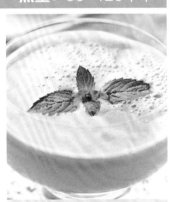

预测血糖生成指数：低

橘子

促进胰岛素分泌

血糖生成指数：低
热量：51千卡/100克
每天适宜吃：100克

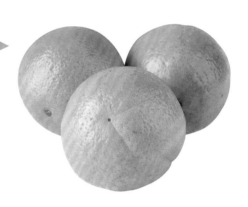

💧 控糖关键点：胡萝卜素

橘子富含胡萝卜素和维生素C，可以促进胰岛素的分泌，防止胰岛 β 细胞被氧化，有助于血糖稳定。

💧 对并发症的益处

吃橘子时，不要将橘瓣外的白色筋络撕去，因为筋络中含有芦丁，能帮助血管保持正常弹性，可以预防毛细血管渗血以及糖尿病患者发生视网膜出血，对糖尿病并发心脑血管疾病有一定的改善作用。

💧 营养饱腹的控糖吃法

橘子好处虽多，但糖尿病患者不宜多吃，以一天一个为宜，多吃易上火，促发口腔炎、牙周炎等症。咳嗽多痰的糖尿病患者不宜吃橘子，因为橘子易生痰，也会加重咳嗽。

每100克橘子所含营养素对比

营养成分	含量	同类食物含量比较
蛋白质	0.8克	低
脂肪	0.4克	低
碳水化合物	10.3克	低
膳食纤维（不溶性）	1.4克	中
胡萝卜素	1660.0微克	高
维生素C	11.0毫克	中

控糖搭配

💧 **橘皮 + 姜片**

辅助缓解感冒和胃寒呕吐，适合肠胃虚
弱的糖尿病患者。

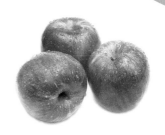

💧 **橘子 + 苹果**

帮助糖尿病患者较为全面地补充维生素。

橘皮姜汁粥

宜吃： 1小茶盅　　**热量：** 约90千卡

【材料】

橘皮15克，姜汁、大米各20克。

【做法】

❶ 橘皮洗净，入锅，加水，用小火煎煮30分钟。

❷ 去渣取汁，与洗净的大米共同放入锅中。

❸ 加100毫升水，用小火熬煮至米烂，调入姜汁即可。

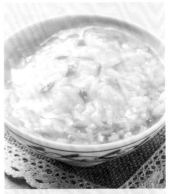

预测血糖生成指数：中

橘子苹果汁

宜吃： 1~2小茶盅　　**热量：** 70~140千卡

【材料】

橘子250克，苹果200克。

【做法】

❶ 橘子去皮、子；苹果洗净，去皮、核，切块。

❷ 所有食材放入榨汁机中，加水，榨汁即可饮用。

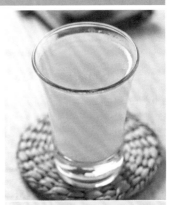

预测血糖生成指数：低

苹果

平稳血糖，促进代谢

血糖生成指数：低
热量：52千卡/100克
每天适宜吃：250克

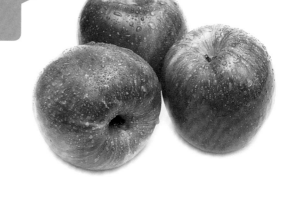

💧 控糖关键点：果胶

苹果含有较多的果胶，果胶属于可溶性膳食纤维，有预防血脂升高、通便的作用。相比于其他水果，苹果对糖尿病患者来说是相对安全的，对防治糖尿病也有一定的益处。

💧 对并发症的益处

苹果含有较多的钾，对高血压患者很有好处，而且能在一定程度上减少冠心病的发生。苹果中含有大量维生素、苹果酸，可以促进代谢，对预防糖尿病并发症有一定益处。

💧 营养饱腹的控糖吃法

吃苹果时不要把苹果皮削掉，因为苹果皮中含有丰富的抗氧化成分及生物活性物质，对健康有益，但在吃之前一定要把果皮清洗干净。

每100克苹果所含营养素对比

营养成分	含量	同类食物含量比较
蛋白质	0.4克	低
脂肪	0.2克	低
碳水化合物	13.5克	低
维生素C	4.0毫克	低
胡萝卜素	50.0微克	低
钾	119.0毫克	中
钠	1.6毫克	低

控糖搭配

💧 **苹果 + 牛奶**

补充维生素、蛋白质和钙，适合糖尿病并发高血压患者食用。

💧 **苹果+ 胡萝卜**

帮助促进胰岛素的分泌，保护糖尿病患者的眼睛。

苹果牛奶豆浆

宜吃： 1~2小茶盅　　**热量：** 95~190千卡

【材料】

　　苹果200克，豆浆、牛奶各100毫升。

【做法】

❶ 苹果洗净，去核，切块；豆浆煮熟，晾温。

❷ 所有食材放入榨汁机中，榨汁即可。

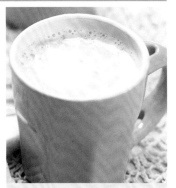

预测血糖生成指数：低

胡萝卜苹果汁

宜吃： 1小茶盅　　**热量：** 约95千卡

【材料】

　　苹果、胡萝卜各200克。

【做法】

❶ 苹果洗净，去核，切块；胡萝卜去皮，洗净，切丁。

❷ 苹果块、胡萝卜丁放入榨汁机，榨汁即可。

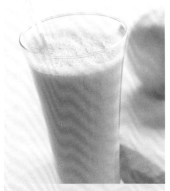

预测血糖生成指数：低

火龙果(红心)

可保护心脑血管

血糖生成指数：中
热量：51千卡/100克
每天适宜吃：200克

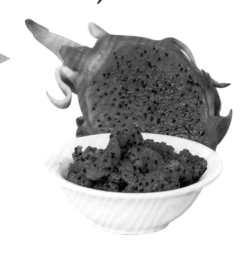

💧 控糖关键点：花青素

红心火龙果富含的花青素是一种效用明显的抗氧化剂，能抗氧化、清除自由基，它在降低血糖浓度的同时，还能提高胰脏产生胰岛素的量，从而帮助糖尿病患者稳定血糖水平。

💧 对并发症的益处

红心火龙果中的花青素可以保护心脑血管。同时，火龙果中的B族维生素对预防糖尿病性周围神经病变有一定的帮

助。火龙果助消化，适合胃肠道消化功能不好和便秘的糖尿病患者食用。

💧 营养饱腹的控糖吃法

火龙果颜色越鲜艳越好，如果火龙果绿色部分变得枯黄，就说明火龙果已经不新鲜了，最好不要购买或食用。

每100克火龙果所含营养素对比

营养成分	含量	同类食物含量比较
蛋白质	1.1克	中
脂肪	0.2克	低
碳水化合物	13.3克	低
膳食纤维(不溶性)	1.6克	中
维生素C	3.0毫克	低
磷	35.0毫克	中

控糖搭配

💧 **火龙果 + 牛奶**

可辅助抗氧化，补充钙质，适合肥胖型糖尿病患者。

💧 **火龙果 + 胡萝卜**

两者搭配，能帮助改善糖尿病患者口干烦渴、便秘等症状。

牛奶火龙果饮

宜吃： 1小茶盅　　**热量：** 约100千卡

【材料】

　　火龙果100克，牛奶100毫升。

【做法】

　　❶ 火龙果外皮的鳞片去除，洗净，头尾去掉，果皮连同果肉一起切块。

　　❷ 带皮的火龙果块放入榨汁机，加50毫升水，榨汁。

　　❸ 火龙果汁与牛奶搅拌均匀即可。

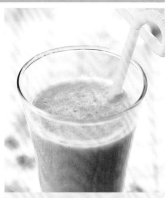

预测血糖生成指数：低

火龙果胡萝卜汁

宜吃： 1小茶盅　　**热量：** 约45千卡

【材料】

　　火龙果、胡萝卜各100克。

【做法】

　　❶ 火龙果去皮，切小丁；胡萝卜去皮，洗净，切丁。

　　❷ 所有食材一起放入榨汁机中，加100毫升水，榨汁即可。

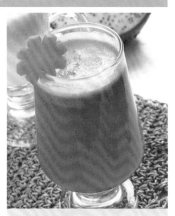

预测血糖生成指数：中

113

草莓

防止餐后血糖
迅速升高

血糖生成指数：低
热量：30千卡/100克
每天适宜吃：250克

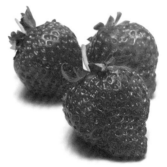
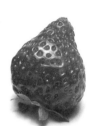

控糖关键点：维生素、矿物质

草莓热量较低，可防止餐后血糖迅速升高，减少血糖的波动。此外，草莓富含维生素和矿物质，具有辅助控糖的功效。

对并发症的益处

草莓中的胡萝卜素在人体内能转化为维生素A，可帮助预防糖尿病并发眼部病变。草莓中的膳食纤维和果胶能帮助润肠通便，降低血压和胆固醇。

营养饱腹的控糖吃法

食用草莓前，最好提前用淡盐水浸泡5分钟，可帮助杀灭草莓表面残留的有害微生物。形状奇怪的草莓尽量不要食用，吃多了不仅不能起到降糖作用，反而容易影响健康。

每100克草莓所含营养素对比

营养成分	含量	同类食物含量比较
蛋白质	1.0克	中
脂肪	0.2克	低
碳水化合物	7.1克	低
膳食纤维（不溶性）	1.1克	中
胡萝卜素	30.0微克	低
维生素E	2.4毫克	高
维生素C	47.0毫克	高
钾	131.0毫克	中
磷	27.0毫克	中

控糖搭配

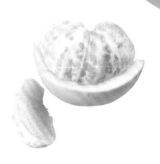

💧 **草莓 + 柚子**

有助于减轻胰腺负担，同时还能预防糖尿病性神经病变和血管病变。

💧 **草莓 + 大米**

清甜开胃，但要控制好量。

草莓柚子酸奶

宜吃：1小茶盅　　**热量：**约90千卡

【材料】

柚子肉200克，草莓300克，无糖酸奶100毫升。

【做法】

❶ 草莓洗净，去蒂，切小块；柚子肉切小块。

❷ 将草莓块和柚子块一起放入榨汁机中，加无糖酸奶，榨汁即可。

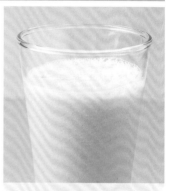

预测血糖生成指数：低

草莓粥

宜吃：1小茶盅　　**热量：**约100千卡

【材料】

草莓、大米各50克。

【做法】

❶ 草莓洗净，去蒂，切丁；大米洗净。

❷ 大米放入锅中，加水，煮至米烂粥稠。

❸ 加草莓丁，略煮即可。

预测血糖生成指数：高

木瓜

辅助降血脂

血糖生成指数：低
热量：30千卡/100克
每天适宜吃：250克

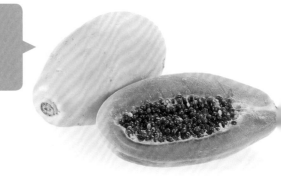

💧 控糖关键点：维生素C

维生素C缺乏是发生糖尿病的一个危险因素，在发病机制中还起着重要的作用。而患糖尿病时的胰岛素缺乏和血糖升高又会干扰组织对维生素C的利用，使体内维生素C缺乏加重。因此，糖尿病患者要摄入充足的维生素C。

💧 对并发症的益处

木瓜能辅助降低血脂，对糖尿病合并血脂异常及动脉粥样硬化的患者很有好处。木瓜含有的木瓜蛋白酶，还有助于减轻胃肠的工作量，对消化系统大有裨益。

💧 营养饱腹的控糖吃法

木瓜可以作为水果来吃，按照水果的食用量和食用方法；也可以用来做菜，和蔬菜、肉类一起搭配食用。如果吃得较多，可以相应减少主食的摄入量。过敏体质者应慎食。

每100克木瓜所含营养素对比

营养成分	含量	同类食物含量比较
蛋白质	0.4克	低
脂肪	0.1克	低
碳水化合物	7.0克	低
膳食纤维（不溶性）	0.8克	低
维生素C	31.0毫克	高
钾	182.0毫克	中
硒	0.4微克	中

控糖搭配

💧 **木瓜 + 鸡爪**

助消化，提高糖尿病患者的免疫力。

💧 **木瓜 + 排骨**

补充营养的同时可以延缓餐后血糖升高。

木瓜花生鸡爪汤

宜吃：1~2小茶盅 🍵 **热量：80~160千卡**

【材料】

木瓜300克，鸡爪100克，花生仁10克，盐、姜各适量。

【做法】

❶ 木瓜洗净，去皮、子，切块；姜洗净，切片。

❷ 锅内加水和洗净的鸡爪，大火烧开后转小火。

❸ 加入木瓜块、花生仁、姜片，炖煮1小时，加盐调味即可。

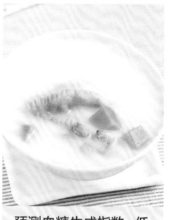

预测血糖生成指数：低

木瓜花生排骨汤

宜吃：1小茶盅 🍵 **热量：约170千卡**

【材料】

排骨150克，木瓜50克，花生仁10克，盐、香菜叶各适量。

【做法】

❶ 木瓜洗净，去皮、子，切块；排骨斩块，洗净，放入沸水中氽去血水。

❷ 花生仁、排骨块、木瓜块放入锅中，加水，大火煮沸，转小火煮熟；加盐调味，出锅放入香菜叶即可。

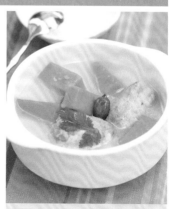

预测血糖生成指数：低

李子

控糖保肝

血糖生成指数：低
热量：36千卡/100克
每天适宜吃：250克

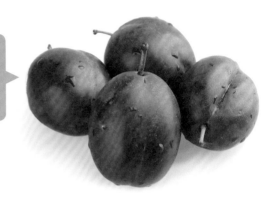

💧 控糖关键点：热量低

李子热量低，适合糖尿病患者食用。同时，李子还能促进胃消化酶的分泌，促进消化，延缓餐后血糖的急剧上升。

💧 对并发症的益处

李子含多种氨基酸，有益于养护肝脏，防治糖尿病并发慢性肝炎、肝硬化等肝脏病变。李子中还含有番茄红素，能减缓动脉粥样硬化的形成，延缓并发症。

💧 营养饱腹的控糖吃法

李子的果酸含量高，吃多了容易伤脾胃、生痰湿、损牙齿，所以糖尿病并发胃肠炎、溃疡病、牙龈病的患者需慎食。

每100克李子所含营养素对比

营养成分	含量	同类食物含量比较
蛋白质	0.7克	低
脂肪	0.2克	低
碳水化合物	8.7克	低
膳食纤维（不溶性）	0.9克	低
维生素C	5.0毫克	低
钾	144.0毫克	中
镁	10.0毫克	中

控糖搭配

💧 **李子 + 无糖酸奶**

促进消化，适合便秘的糖尿病患者。

💧 **李子 + 卷心菜**

促进葡萄糖的利用，有利于维持血糖平衡。

蓝莓李子酸奶

宜吃：1小茶盅 　**热量：**约140千卡

【材料】

无糖酸奶200毫升，李子150克，蓝莓20克。

【做法】

❶ 李子洗净，去核，切小块。

❷ 李子和无糖酸奶一起放入榨汁机中，榨汁。

❸ 榨好的李子酸奶倒入碗中，放入蓝莓即可。

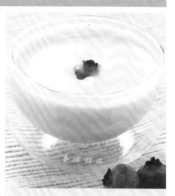

预测血糖生成指数：低

圆白菜李子汁

宜吃：1~2小茶盅 　**热量：**30~60千卡

【材料】

圆白菜250克，李子200克，柠檬50克。

【做法】

❶圆白菜洗净，撕成片；李子洗净，去核，切小块；柠檬洗净，切片。

❷圆白菜片、李子块、柠檬片放榨汁机内，加入水，搅打均匀即可。

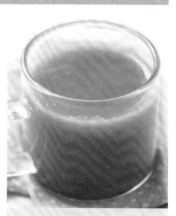

预测血糖生成指数：低

猕猴桃

预防糖尿病性血管病变

血糖生成指数：低
热量：56千卡/100克
每天适宜吃：150克

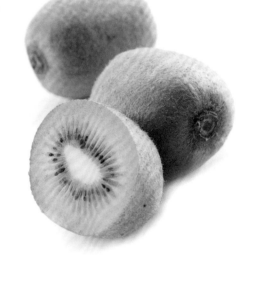

💧 控糖关键点：肌醇、维生素C、维生素E

猕猴桃中的肌醇是天然糖醇类物质，对调节糖代谢很有好处。猕猴桃所含的维生素C和维生素E多于大多数水果，营养价值很高，是糖尿病患者较为理想的水果。

💧 对并发症的益处

猕猴桃中的维生素C有抗氧化能力，有助于维持机体代谢和血管弹性，增强糖尿病患者抗感染的能力。同时，猕猴桃能有效改善血液凝结，可预防血栓的形成。

💧 营养饱腹的控糖吃法

糖尿病患者食用猕猴桃时要选择充分成熟的，以防止过敏。如果在食用猕猴桃之后出现皮肤红肿，就要立即停止食用。

每100克猕猴桃所含营养素对比

营养成分	含量	同类食物含量比较
蛋白质	0.8克	低
脂肪	0.6克	低
碳水化合物	14.5克	低
膳食纤维（不溶性）	2.6克	中
维生素C	62.0毫克	高
维生素E	2.4毫克	高

控糖搭配

💧 **猕猴桃 + 苹果**

辅助降糖、降脂，生津润肺，帮助糖尿病患者提高免疫力。

💧 **猕猴桃 + 无糖酸奶**

可促进肠道健康，防治便秘。

猕猴桃菠萝苹果汁

宜吃： 1小茶盅 🍵　　**热量：** 约80千卡

【材料】

猕猴桃、菠萝、苹果各50克。

【做法】

❶ 猕猴桃去皮，切片；苹果洗净，去核，切块；菠萝去皮，用盐水浸泡20分钟，切块。

❷ 榨汁机中加入猕猴桃片、苹果块、菠萝块和50毫升水一起榨汁，搅拌均匀即可。

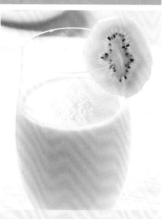

预测血糖生成指数：中

猕猴桃酸奶

宜吃： 1~2小茶盅 🍵　　**热量：** 125~250千卡

【材料】

猕猴桃100克，无糖酸奶200毫升。

【做法】

❶ 猕猴桃去皮，切丁。

❷ 猕猴桃丁放入榨汁机中，加无糖酸奶榨汁，搅拌均匀即可。

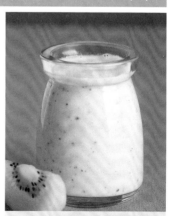

预测血糖生成指数：低

菠萝

改善餐后血糖水平

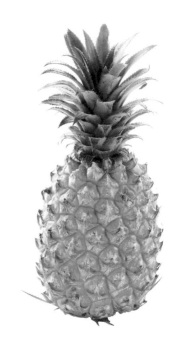

血糖生成指数：中
热量：41千卡/100克
每天适宜吃：50克

💧 控糖关键点：果胶

在膳食中加入富含果胶的水果，可以延缓人体对碳水化合物的吸收，并防止血糖波动太大，还能增加饱腹感。果胶的摄入不影响胰岛素水平，有利于糖尿病患者平稳控血糖。

💧 对并发症的益处

菠萝属于含较多不溶性膳食纤维的一类水果。不溶性膳食纤维有助于增加肠道内容物的体积，减少排泄物在肠道内的停留时间，有帮助糖尿病患者通便的效果，可适量食用。

💧 营养饱腹的控糖吃法

菠萝中含有刺激作用的苷类物质和菠萝蛋白酶，食用前一定要将果皮和果刺削干净，并将果肉放在淡盐水中浸泡后才能食用。

每100克菠萝所含营养素对比

营养成分	含量	同类食物含量比较
蛋白质	0.5克	低 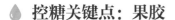
脂肪	0.1克	低
碳水化合物	10.8克	低
膳食纤维（不溶性）	2.0克	中
维生素C	18.0毫克	中
钾	113.0毫克	中

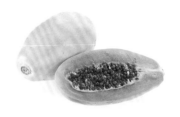

控糖搭配

💧 **菠萝 + 牛肉**
促进消化吸收，适合消化能力弱的患者。

💧 **菠萝 + 木瓜**
两者都促进消化，适合肥胖型糖尿病患者。

菠萝炒牛肉

宜吃：4指掌　　**热量：**约120千卡

【材料】

　　牛肉100克，菠萝250克，植物油、盐各适量。

【做法】

　　❶ 牛肉洗净，切丁；菠萝去皮，用淡盐水浸泡20分钟，切丁。

　　❷ 油锅烧热，爆炒牛肉丁，再加菠萝丁翻炒至熟，加盐调味即可。

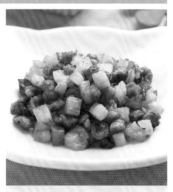

预测血糖生成指数：低

菠萝木瓜汁

宜吃：1小茶盅　　**热量：**约45千卡

【材料】

　　木瓜、菠萝各100克。

【做法】

　　❶ 木瓜洗净，去皮、子，切丁；菠萝去皮，用淡盐水浸泡20分钟，切丁。

　　❷ 木瓜丁和菠萝丁一起放入榨汁机中，加150毫升水榨汁，过滤即可饮用。

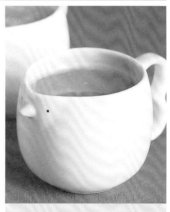

预测血糖生成指数：中

杨桃

水分多，热量低

血糖生成指数：低
热量：29千卡/100克
每天适宜吃：150克

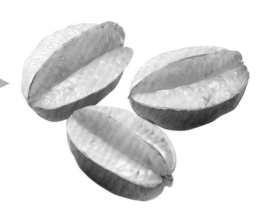

💧 控糖关键点：钾

杨桃水分多，热量低，是比较适合糖尿病患者的水果。杨桃中还含有一定的钾，能够帮助糖尿病患者促进葡萄糖的转化，促进糖代谢，帮助糖尿病患者维持血糖平衡。

💧 对并发症的益处

杨桃能减少人体对脂肪的吸收，降低血脂，对高血压、动脉粥样硬化等病有预防作用。杨桃还含有大量柠檬酸、苹果酸等，可以促进食物消化，增进食欲，改善糖尿病患者的胃肠功能。

💧 营养饱腹的控糖吃法

杨桃虽好，但是也不能多吃。血糖稳定的糖尿病患者可以在两餐之间吃半个杨桃，既能够促进消化，还能帮助平衡血糖。

每100克杨桃所含营养素对比

营养成分	含量	同类食物含量比较
蛋白质	0.6克	低
脂肪	0.2克	低
碳水化合物	7.4克	低
膳食纤维（不溶性）	1.2克	中
硒	0.8微克	中
钾	128.0毫克	中

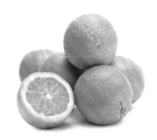

控糖搭配

💧 **杨桃 + 橙子**

热量低，维生素等营养元素含量丰富。

💧 **杨桃 + 芹菜**

利尿通便，适合有肾脏并发症以及便秘的糖尿病患者。

杨桃橙汁

宜吃：1小茶盅　　**热量：**约60千卡

【材料】

　　杨桃、橙子各150克。

【做法】

❶ 杨桃洗净，切小块；橙子取肉，切小块。

❷ 杨桃块与橙子块一同放入榨汁机中，榨汁即可。

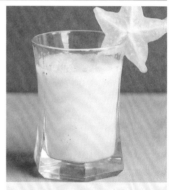

预测血糖生成指数：低

杨桃芹菜汁

宜吃：1小茶盅　　**热量：**约50千卡

【材料】

　　杨桃200克，芹菜100克。

【做法】

❶ 杨桃洗净，切小块；芹菜洗净，切丁。

❷ 杨桃块、芹菜丁一起放入榨汁机中，榨汁即可。

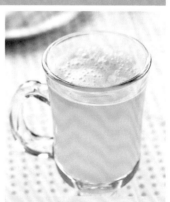

预测血糖生成指数：低

山楂
增强胰岛细胞敏感性

血糖生成指数：低
热量：95千卡/100克
每天适宜吃：12克

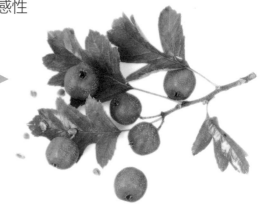

💧 **控糖关键点：维生素C、钙、胡萝卜素、胆碱**

山楂含有丰富的维生素C、钙、胡萝卜素、胆碱等，能参与糖代谢，促进葡萄糖的转化，提高胰岛素的利用率，帮助糖尿病患者平衡血糖。

💧 **对并发症的益处**

山楂营养丰富，能在一定程度上辅助降低血脂，抗动脉粥样硬化，改善心脏活力，从而延缓糖尿病性血管并发症。山楂中的脂肪酶能促进脂肪分解，山楂酸能提高蛋白酶的活性，有助于改善糖尿病患者消化不良等症状。

💧 **营养饱腹的控糖吃法**

糖尿病患者应少吃含糖量太高的山楂干，尽量食用新鲜山楂。山楂不宜空腹食用，否则易加重饥饿感，可能引起胃疼。

每100克山楂所含营养素对比

营养成分	含量	同类食物含量比较
蛋白质	0.5克	低
脂肪	0.6克	低
碳水化合物	25.1克	中
膳食纤维（不溶性）	3.1克	中
胡萝卜素	100.0微克	中
维生素C	53.0毫克	高
钙	52.0毫克	中

控糖搭配

💧 **山楂 + 冬瓜**

山楂与冬瓜搭配，能辅助降低血脂与血糖。

💧 **山楂 + 苹果**

山楂和苹果都有降脂的功能，两者搭配食用，效果更佳。

山楂冬瓜饼

宜吃：1掌背 ▨　　**热量：**约180千卡

【材料】

　　山楂30克，冬瓜100克，鸡蛋1个，面粉100克，酵母、植物油各适量。

【做法】

　　❶ 山楂洗净，去梗、核；冬瓜去皮、瓤，洗净；两种食材分别剁泥。

　　❷ 鸡蛋打散；将蛋液、酵母放入面粉中，加适量水搅成浓稠状待用。

　　❸ 面糊鼓起时，加入山楂泥和冬瓜泥和匀，制成圆饼；油锅烧热，放入圆饼，煎至金黄色鼓起状即可。

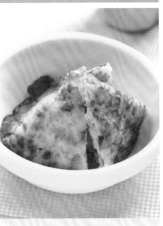

预测血糖生成指数：中

苹果山楂汁

宜吃：1小茶盅 ☕　　**热量：**约65千卡

【材料】

　　苹果200克，山楂50克。

【做法】

　　❶ 苹果洗净，切小块；山楂洗净，去梗、核。

　　❷ 所有食材放进榨汁机中，加150毫升水榨汁即可。

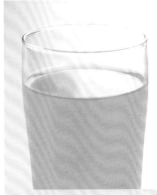

预测血糖生成指数：低

橙子

改善糖尿病患者
口渴症状

血糖生成指数：低
热量：37千卡/100克
每天适宜吃：200克

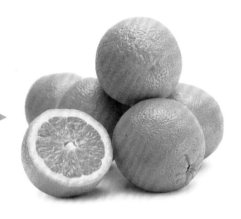

💧 控糖关键点：维生素C

橙子的热量低，对餐后血糖影响不大。橙子中还含有丰富的维生素C，能够促进糖尿病患者胰岛素的分泌，同时还能提高细胞对胰岛素的利用率。

💧 对并发症的益处

橙子中含有橙皮苷、柠檬酸、苹果酸、琥珀酸、果胶和维生素等营养成分，具有增加毛细血管的弹性、降低血液中胆固醇的功效，有预防高血压、动脉粥样硬化的作用，对糖尿病引起的一系列血管疾病大有好处。

💧 营养饱腹的控糖吃法

橙子皮会附着农药等化学残留物，不易清洗，不建议用橙子皮泡水饮用。新鲜橙汁最好在饭后20~30分钟饮用，防止因氧化后营养丢失，口感不佳。橙子具有生津止渴、开胃下气的作用，但性凉，体质虚寒的糖尿病患者要少吃。

每100克橙子所含营养素对比

营养成分	含量	同类食物含量比较
蛋白质	0.8克	低
脂肪	0.2克	低
碳水化合物	11.1克	低
膳食纤维（不溶性）	0.6克	低
胡萝卜素	160.0微克	中
维生素C	33.0毫克	高
钾	159.0毫克	中

控糖搭配

💧 **橙子 + 无糖酸奶**

在一定程度上可以预防糖尿病患者并发血管疾病。

💧 **橙子 + 苦瓜**

富含维生素 C，有助于糖尿病患者稳定血糖。

橙汁酸奶
宜吃： 1~2小茶盅　**热量：** 90~180千卡

【材料】

橙子150克，无糖酸奶200毫升。

【做法】

❶ 橙子洗净，取出果肉。

❷ 橙肉放入榨汁机中，加50毫升水，榨汁。

❸ 加入无糖酸奶拌匀即可。

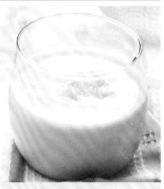

预测血糖生成指数：低

苦瓜橙子苹果汁
宜吃： 1~2小茶盅　**热量：** 90~180千卡

【材料】

苦瓜、橙子、苹果各150克。

【做法】

❶ 苦瓜洗净，去瓤，切小块；橙子、苹果分别洗净，取果肉切小块。

❷ 所有食材放入榨汁机，加100毫升水榨汁即可。

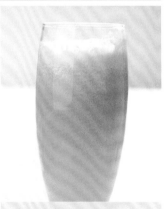

预测血糖生成指数：低

柠檬

辅助预防白内障等并发症

血糖生成指数：低
热量：35千卡/100克
每天适宜吃：20克

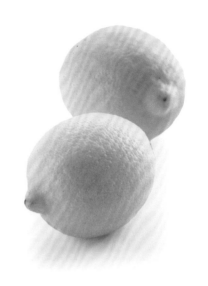

控糖关键点：维生素C、钾

柠檬中也含有较多的维生素C和钾，是适合糖尿病患者选用的水果。柠檬中含有较多柠檬酸，可以用于制作果汁或在其他食物中作为调味使用。

对并发症的益处

柠檬含有的圣草枸橼苷，通过消化道吸收后，可减少肝脏、肾脏、血液中的脂肪，还能防止肝肾功能障碍和白内障等糖尿病并发症。

营养饱腹的控糖吃法

在制作肉类或鱼类食物时可放一些柠檬汁来调味，可以帮助去腥，使食物更加美味。柠檬切开后一次吃不完，应放入冰箱冷藏保存，并尽快食用。胃酸过多者、溃疡病患者忌食。

每100克柠檬所含营养素对比

营养成分	含量	同类食物含量比较
蛋白质	1.1克	中
脂肪	1.2克	中
碳水化合物	6.2克	低
膳食纤维（不溶性）	1.3克	中
维生素C	22.0毫克	中
维生素E	1.1毫克	中
钙	101.0毫克	高
钾	209.0毫克	中

控糖搭配

💧 **柠檬 + 菠萝**

可辅助降糖，且能增强糖尿病患者的身体抵抗力。

💧 **柠檬 + 芦荟**

适合有炎症、口腔黏膜破损的糖尿病患者食用。

胡萝卜菠萝柠檬汁　　**宜吃：** 1小茶盅　　**热量：** 约50千卡

【材料】

　　菠萝、胡萝卜各100克，柠檬10克。

【做法】

　　❶ 菠萝去皮，用淡盐水浸泡20分钟，切块；柠檬洗净，切块；胡萝卜去皮，洗净，切丁。

　　❷ 切好的菠萝块、柠檬块以及胡萝卜丁放进榨汁机中，加150毫升水榨汁即可。

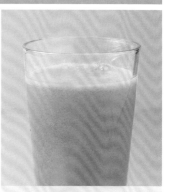

预测血糖生成指数：低

芦荟柠檬汁　　**宜吃：** 1小茶盅　　**热量：** 约100千卡

【材料】

　　芦荟150克，柠檬15克。

【做法】

　　❶ 芦荟洗净，切成小段，去皮；柠檬洗净，切块。

　　❷ 芦荟段、柠檬块放进榨汁机中，加150毫升水榨汁即可。

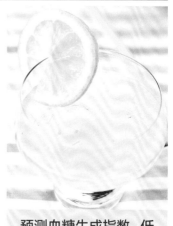

预测血糖生成指数：低

不宜

柿子 血糖控制不佳者 不宜食用

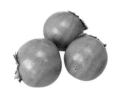

柿子含糖量高，主要是葡萄糖和果糖，在肠道中能被直接而快速地吸收，使血糖迅速升高。因此，糖尿病患者尤其是血糖控制欠佳的糖尿病患者不宜食用。

每100克柿子所含热量和营养素对比

热量和营养成分	含量	同类食物含量比较
热量	74千卡	中
蛋白质	0.4克	低
脂肪	0.1克	低
碳水化合物	18.5克	低
膳食纤维（不溶性）	1.4克	低
维生素C	30.0毫克	高
维生素E	1.1毫克	中
钾	151.0毫克	中

甘蔗 含糖量过高

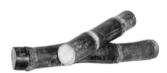

甘蔗有糖蔗和果蔗两类。糖蔗用于榨糖，果蔗可供人直接鲜食。甘蔗含糖量极高，其中蔗糖、葡萄糖及果糖的含量高达12%，食用后易使血糖迅速升高，故糖尿病患者最好忌食。

每100克甘蔗所含热量和营养素对比

热量和营养成分	含量	同类食物含量比较
热量	64千卡	中
蛋白质	0.4克	低
脂肪	0.1克	低
碳水化合物	16.0克	低
膳食纤维（不溶性）	0.6克	低
维生素C	2.0毫克	低
烟酸	0.2毫克	低

甜瓜 极易使血糖升高

甜瓜含糖量高,糖尿病患者食用后易使血糖升高。多食甜瓜易造成腹泻,因此,肠胃虚寒的糖尿病患者不宜食用。

每100克甜瓜所含热量和营养素对比

热量和营养成分	含量	同类食物含量比较
热量	26千卡	低
蛋白质	0.4克	低
脂肪	0.1克	低
碳水化合物	6.2克	低
膳食纤维(不溶性)	0.4克	低
维生素C	15.0毫克	中
维生素E	0.5毫克	低
磷	17.0毫克	低

香蕉 含糖量高且吸收快

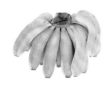

香蕉含糖量高,且主要是葡萄糖和果糖,它们均为单糖,在肠道中吸收速度较快,糖尿病患者食用后血糖会迅速升高。并发肾病的糖尿病患者,肾脏排泄钾的能力下降,往往合并有高钾血症,而香蕉含钾丰富,食用后会加重病情。

每100克香蕉所含热量和营养素对比

热量和营养成分	含量	同类食物含量比较
热量	91千卡	中
蛋白质	1.4克	中
脂肪	0.2克	低
碳水化合物	22.0克	中
钾	208.0毫克	中
镁	33.0毫克	低
磷	18.0毫克	低

桂圆 加重上火症状

桂圆果肉含糖量非常高，且性质温热，易加重糖尿病患者阴虚火旺的症状。

每100克桂圆所含热量和营养素对比

热量和营养成分	含量	同类食物含量比较
热量	71千卡	低
蛋白质	1.2克	中
脂肪	0.1克	低
碳水化合物	16.6克	低
膳食纤维（不溶性）	0.4克	低
维生素C	43.0毫克	高
胡萝卜素	20.0微克	低
钙	6.0毫克	低

荔枝 不利于控制血糖

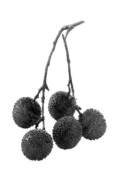

荔枝中含丰富的葡萄糖、果糖、蔗糖，其葡萄糖含量占糖总量的66%，因此，糖尿病患者应忌食。

每100克荔枝所含热量和营养素对比

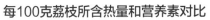

热量和营养成分	含量	同类食物含量比较
热量	70千卡	低
蛋白质	0.9克	低
脂肪	0.2克	低
碳水化合物	16.6克	中
膳食纤维（不溶性）	0.5克	低
维生素C	41.0毫克	高
钙	2.0毫克	低
钾	151.0毫克	中

红枣 干枣含糖量高

红枣含有多种营养成分，能促进人体新陈代谢，对血管疾病和一些过敏性疾病都有一定的功效。但糖尿病患者不宜过量食用，因为红枣含糖分丰富，尤其是晒干后的干枣。

每100克红枣所含热量和营养素对比

热量和营养成分	含量	同类食物含量比较
热量	122千卡	中
蛋白质	1.1克	中
脂肪	0.3克	低
碳水化合物	30.5克	中
膳食纤维（不溶性）	1.9克	中
胡萝卜素	240.0微克	高
维生素E	0.8毫克	低

葡萄 让血糖迅速升高

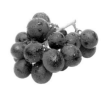

葡萄含糖量较高，且以葡萄糖为主，而糖尿病患者的胰岛素分泌不足，使葡萄糖在体内利用减少，吃了葡萄后会使血糖迅速升高。葡萄中含较丰富的钾元素，而糖尿病肾病患者可能并发高钾血症，要严格限制钾的摄入量，因此不宜吃葡萄。

每100克葡萄所含热量和营养素对比

热量和营养成分	含量	同类食物含量比较
热量	43千卡	低
蛋白质	0.5克	低
脂肪	0.2克	低
碳水化合物	10.3克	低
膳食纤维（不溶性）	1.0克	低
维生素C	4.0毫克	低
维生素E	0.9毫克	低
钾	127.0毫克	中

肉类

鸡肉
补充优质蛋白质

血糖生成指数：低
热量：167千卡/100克
每天适宜吃：100克

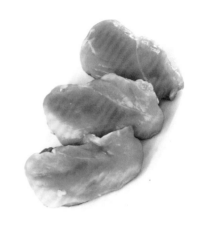

● 控糖关键点：蛋白质、锌

鸡肉中的蛋白质含量高，且易被人体吸收利用，可以增强体力，对糖尿病患者有很好的补虚功效。鸡肉中还含有较多的锌元素，可增强肌肉和脂肪细胞对葡萄糖的利用，降低血糖浓度。

● 对并发症的益处

鸡胸脯肉中含有的B族维生素，可以在一定程度上预防糖尿病患者并发微血管病变和肾病，同时起到保护神经系统、消除疲劳的作用。鸡翅中含有丰富的骨胶原蛋白，可以改善骨质疏松。

● 营养饱腹的控糖吃法

鸡肉煲汤可以更好地保存营养，能健脾益胃、调节血糖。鸡胸肉所含的脂肪和热量低于鸡腿肉，去皮的鸡腿肉所含脂肪量低于牛肉、羊肉。

每100克鸡肉所含营养素对比

营养成分	含量	同类食物含量比较
蛋白质	19.3克	高
脂肪	9.4克	中
碳水化合物	1.3克	中
胆固醇	106.0毫克	中
维生素B_1	100.0微克	低
维生素B_2	100.0微克	低
铁	1.4毫克	低
锌	1.1毫克	中
钾	251.0毫克	中
硒	11.8微克	高

控糖搭配

💧 **鸡肉 + 薏米**

有助于减肥且利尿消肿，适合肥胖型糖尿病患者。

💧 **鸡肉 + 秋葵**

两者搭配，能预防动脉粥样硬化，延缓并发症的发生。

薏米炖鸡

宜吃： 1小茶盅　　**热量：** 约115千卡

【材料】

三黄鸡1200克，西红柿100克，薏米50克，盐适量。

【做法】

❶ 薏米洗净，提前浸泡一段时间，捞出；西红柿洗净，去皮，切块；鸡剁块，洗净，放入沸水中汆一下，取出冲洗干净。

❷ 把鸡放入炖锅内，加水，炖1小时。

❸ 放入薏米，再炖1小时。

❹ 出锅前放入西红柿块和盐，稍炖即可。

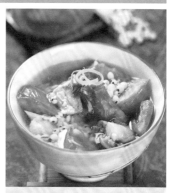

预测血糖生成指数：低

秋葵拌鸡肉

宜吃： 1掌背　　**热量：** 约135千卡

【材料】

鸡胸肉50克，秋葵2根，圣女果5个，盐、香油各适量。

【做法】

❶ 秋葵、鸡胸肉和圣女果分别洗净。

❷ 秋葵放入沸水中焯2分钟，捞出沥干；鸡胸肉放入沸水中煮熟，捞出沥干。

❸ 圣女果对半切开；秋葵去蒂，切成1厘米长的小段；鸡胸肉切成1厘米的方块。

❹ 切好的秋葵、鸡胸肉和圣女果放入盘中，撒上盐，淋上香油拌匀即可。

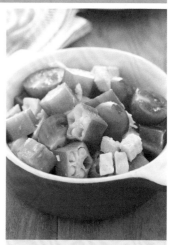

预测血糖生成指数：低

鸭肉

补充B族维生素

血糖生成指数：低
热量：240千卡/100克
每天适宜吃：100克

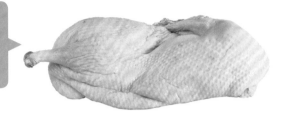

💧 控糖关键点：B族维生素、硒

鸭肉能补充2型糖尿病患者因胰岛素抵抗消耗的B族维生素。鸭肉富含的硒可以抗氧化、清除自由基，适量多食用有助于改善胰岛素自由基防御和内分泌细胞的代谢功能。

💧 对并发症的益处

鸭肉含有较丰富的B族维生素，可以改善糖尿病足和受高血糖侵害的周围神经。鸭肉中含有的烟酸对患心肌梗死等心脏病患者有一定的保护作用。

💧 营养饱腹的控糖吃法

鸭肉以肉厚、结实、有光泽为佳，在烹调鸭肉时可以放一些姜，有利于控糖和预防并发症。不应该常食用烟熏和烘烤的鸭肉，因其加工后可产生苯并芘物质，有致癌的可能性。

每100克鸭肉所含营养素对比

营养成分	含量	同类食物含量比较
蛋白质	15.5克	中
脂肪	19.7克	高
碳水化合物	0.2克	低
胆固醇	94.0毫克	低
维生素B$_1$	100.0微克	低
维生素B$_2$	200.0微克	高
不饱和脂肪酸	12.9克	中
锌	1.3毫克	中
硒	12.3微克	高
烟酸	4.2毫克	高

宜

控糖搭配

💧 **鸭肉 + 姜**

鸭肉与姜一起烹调，可促进血液循环，有益于糖尿病患者的血管健康。

💧 **鸭肉 + 莲子**

两者都能帮助糖尿病患者维持血糖平衡，同食可增强效果。

老鸭汤

宜吃： 1~2小茶盅 🍵　　**热量：** 100~200千卡

【材料】

老鸭500克，酸萝卜、豆腐各150克，姜、小葱、花椒、盐各适量。

【做法】

❶ 老鸭处理干净，斩块，放入沸水中汆一下，捞出沥干；酸萝卜和姜分别洗净，切片；豆腐洗净，切块；小葱洗净，切葱花。

❷ 鸭块倒入干锅中翻炒至汤汁收干。

❸ 炖锅中加水烧开，倒入处理好的所有食材，小火煨2小时出锅，加葱花、盐调味即可。

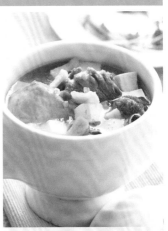

预测血糖生成指数：低

莲子薏米煲鸭汤

宜吃： 1~2小茶盅 🍵　　**热量：** 60~120千卡

【材料】

鸭肉300克，薏米50克，莲子10克，葱段、姜片、盐各适量。

【做法】

❶ 鸭肉洗净，切块，放入沸水中汆一下，捞出沥干；薏米洗净，用水浸泡2小时，捞出；莲子洗净。

❷ 锅中依次放入葱段、姜片、莲子、薏米、鸭肉块，加开水，用大火煲熟。

❸ 出锅时加盐调味即可。

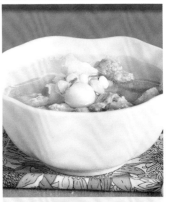

预测血糖生成指数：低

139

牛肉

提高胰岛素合成效率

血糖生成指数：低
热量：125千卡/100克
每天适宜吃：80克

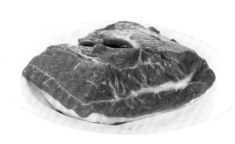

🔵 控糖关键点：锌、硒

牛肉中锌含量很高，锌可提高胰岛素合成的效率，提高肌肉和脂肪细胞对葡萄糖的利用率，降低血糖浓度。牛肉中的硒也可促进胰岛素的合成，两者协同作用，对糖尿病患者维持血糖平衡有一定的好处。

🔵 对并发症的益处

牛肉中的镁有助于降低心脑血管并发症的发生率。牛肉中的蛋白质含量较高，脂肪和胆固醇含量却较低，适合糖尿病并发肥胖和高血压、血管硬化、冠心病患者食用。

🔵 营养饱腹的控糖吃法

每周吃1~3次牛肉即可，不可过量食用。另外，牛脂肪应少食为妙，否则会增加体内胆固醇和脂肪的含量。老牛肉肉色深红，肉质粗硬；嫩牛肉肉质鲜红，富有弹性，根据不同烹调方式可以有针对性地选择。

每100克牛肉所含营养素对比

营养成分	含量	同类食物含量比较
蛋白质	19.9克	高
脂肪	4.2克	低
碳水化合物	2.0克	中
胆固醇	84.0毫克	低
锌	4.7毫克	高
镁	20.0毫克	中
硒	6.5微克	中
铁	3.3毫克	高

控糖搭配

💧 **牛肉 + 芹菜**

帮助糖尿病患者提高食欲，荤素搭配、营养均衡。

💧 **牛肉 + 洋葱**

两者同食，有效促进糖尿病患者对维生素 B_1 的吸收。

芹菜炒牛肉

宜吃： 1半握拳 　　**热量：** 约180千卡

【材料】

　　牛肉50克，芹菜150克，水淀粉、盐、姜末、葱花、植物油各适量。

【做法】

❶ 牛肉洗净，切丝，加盐、水淀粉腌制1小时左右；芹菜择叶，去根，洗净，切段。

❷ 油锅烧热，下姜末、葱花煸香；加入腌制好的牛肉丝和芹菜段翻炒，可适当加一点水。

❸ 出锅前淋水淀粉勾薄芡，放盐调味即可。

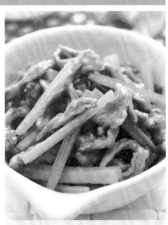

预测血糖生成指数：低

洋葱牛肉卷

宜吃： 1掌背 　　**热量：** 约140千卡

【材料】

　　牛肉100克，洋葱200克，青椒丝30克，胡椒粉、盐、植物油各适量。

【做法】

❶ 洋葱剥皮，洗净，切丝；牛肉洗净，切片。

❷ 油锅烧热，放入洋葱丝和青椒丝，加胡椒粉和盐拌炒，熟后盛盘。

❸ 牛肉片铺于平底锅上，开小火煎熟，将盘中的洋葱、青椒丝夹入牛肉片中卷起即可。

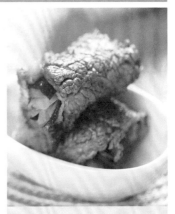

预测血糖生成指数：低

兔肉

高蛋白质，低脂肪

血糖生成指数：低
热量：102千卡/100克
每天适宜吃：80克

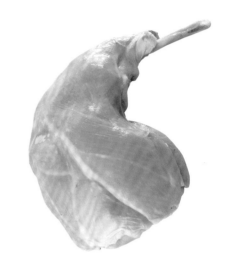

💧 控糖关键点：蛋白质

兔肉属于高蛋白质、低脂肪、低胆固醇的肉类，尤其脂肪和胆固醇含量低于常吃的肉类，适合胆固醇高和肥胖型糖尿病患者食用。

💧 对并发症的益处

兔肉富含卵磷脂，可辅助预防糖尿病心脑血管并发症。卵磷脂有保护血管、维持血管壁光滑的作用，可预防动脉粥样硬化和血栓形成。

💧 营养饱腹的控糖吃法

适当多食兔肉可以防止有害物质沉积，还有健脾调胃的功效。兔肉与其他肉（如猪肉、鸡肉等）一起炖，可以减轻本身的腥味，口感和味道会更好一些。

每100克兔肉所含营养素对比

营养成分	含量	同类食物含量比较
蛋白质	19.7克	高
脂肪	2.2克	低
碳水化合物	0.9克	低
胆固醇	59.0毫克	低
钾	284.0毫克	中
硒	10.9微克	高

控糖搭配

🌢 兔肉 + 菊花

有助于去除兔肉的腥气，同食还有助于降低血糖。

🌢 兔肉 + 枸杞子

对预防糖尿病眼部并发症有一定的益处。

兔肉菊花汤

宜吃： 1小饭碗　　　**热量：** 约100千卡

【材料】

　　兔肉100克，菊花、盐各适量。

【做法】

❶ 兔肉洗净，切丁。

❷ 兔肉丁放入锅中，加水，大火煮沸，转中火煮熟。

❸ 加入菊花，略煮，加盐调味即可。

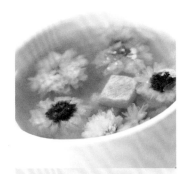

预测血糖生成指数：低

兔肉枸杞子汤

宜吃： 1~2小茶盅　　　**热量：** 80~160千卡

【材料】

　　兔肉100克，枸杞子25克，山楂片10克，红椒、姜片、盐各适量。

【做法】

❶ 兔肉洗净，切块；枸杞子洗净；红椒洗净，切丝。

❷ 锅中放水，下兔肉块、姜片，大火煮开，撇去浮沫，煲至兔肉块熟烂。

❸ 加入枸杞子、山楂片、红椒丝；加盐调味，稍炖即可。

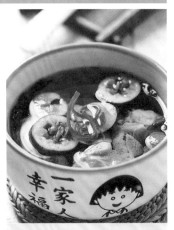

预测血糖生成指数：低

驴肉

改善胰腺功能

血糖生成指数：低
热量：116千卡/100克
每天适宜吃：80克

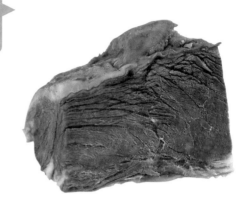

💧 控糖关键点：氨基酸

驴肉中氨基酸的含量丰富，而且氨基酸种类比较全面，能给胰岛细胞提供营养物质，改善胰腺功能，促进胰岛素的分泌，调节血糖水平。

💧 对并发症的益处

驴肉的不饱和脂肪酸含量高，尤其是亚油酸、亚麻酸的含量都远远高于猪瘦肉，但胆固醇含量却低于猪瘦肉，所以对糖尿病合并动脉粥样硬化、冠心病、高血压患者有着良好的保健作用。

💧 营养饱腹的控糖吃法

用驴肉做菜时，可配些蒜汁、姜末，再用少量苏打水调和，这样可以去除驴肉的腥味，也可以杀菌。

每100克驴肉所含营养素对比

营养成分	含量	同类食物含量比较
蛋白质	21.5克	高
脂肪	3.2克	低
碳水化合物	0.4克	低
胆固醇	74.0毫克	低
锌	4.3毫克	高
硒	6.1微克	中

控糖搭配

💧 **驴肉 + 枸杞子**

煲汤服用，用可预防动脉粥样硬化、高血压等并发症。

💧 **驴肉 + 大米**

在增加饱腹感的同时，可以延缓餐后血糖升高。

驴肉山药枸杞子汤　　宜吃：1~2小茶盅　　热量：80~160千卡

【材料】

驴肉250克，枸杞子25克，山药100克，红枣、水发木耳、姜片、盐各适量。

【做法】

❶ 驴肉洗净，切块，放入沸水中汆一下，捞出沥干；枸杞子、红枣分别洗净；山药洗净，去皮，切块。

❷ 锅中加水，放入所有食材和姜片。

❸ 大火煮开后，转小火慢炖2小时，加盐调味即可。

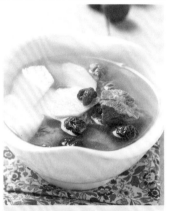

预测血糖生成指数：低

驴肉粥　　宜吃：1~2小茶盅　　热量：80~160千卡

【材料】

驴肉150克，大米50克，豆豉10克，葱花、盐各适量。

【做法】

❶ 驴肉洗净，切丁，放入沸水中汆一下，捞出沥干；大米洗净。

❷ 大米放入锅中，加水，大火煮开。

❸ 加入驴肉，转中火煮成粥。

❹ 加盐、豆豉、葱花调味即可。

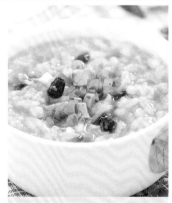

预测血糖生成指数：中

鸽肉

防止胰岛 β 细胞被破坏

> 血糖生成指数：低
> 热量：201千卡/100克
> 每天适宜吃：100克

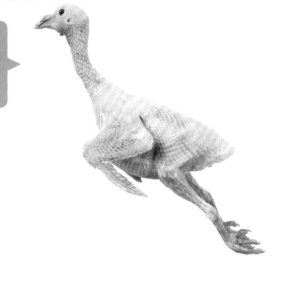

🫧 控糖关键点：蛋白质、硒

鸽肉是糖尿病患者补充优质蛋白的食物之一。鸽肉中还含有丰富的硒，能防止胰岛 β 细胞被破坏。鸽子加枸杞子炖汤，特别适合消瘦型糖尿病患者补充营养。

🫧 对并发症的益处

鸽肉中含有的维生素A、维生素E对眼睛、周围神经以及心脑血管有一定的保护作用。适合糖尿病合并高血压、高脂血症、冠心病患者食用。

🫧 营养饱腹的控糖吃法

用鸽肉做菜时，可配些蒜泥、姜末，去除鸽肉的腥味，也可杀菌。鸽肉以清蒸或煲汤为佳，这样能使营养成分保存得较好。

每100克鸽肉所含营养素对比

营养成分	含量	同类食物含量比较
蛋白质	16.5克	高
脂肪	14.2克	高
碳水化合物	1.7克	中
胆固醇	99.0毫克	低
维生素E	1.0毫克	低
钾	334.0毫克	中
硒	11.1微克	高

控糖搭配

💧 **鸽肉 + 枸杞子**

对糖尿病患者尤其是其眼部有补益作用。

💧 **鸽肉 + 木耳**

适合有心脑血管并发症的糖尿病患者食用。

枸杞子鸽肉粥

宜吃： 1小茶盅　　**热量：** 60~120千卡

【材料】

　　鸽肉150克，枸杞子25克，大米50克。

【做法】

　　❶ 鸽肉洗净，切块，放入沸水中汆一下；枸杞子洗净；大米洗净。

　　❷ 锅中加水，放入所有食材，煮至粥熟烂即可。

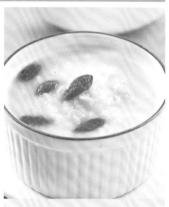

预测血糖生成指数：中

鸽肉木耳汤

宜吃： 1~2小茶盅　　**热量：** 70~140千卡

【材料】

　　鸽肉150克，水发木耳50克，姜片、葱段、盐各适量。

【做法】

　　❶ 鸽肉洗净，切块。

　　❷ 鸽肉、水发木耳、姜片放入锅中，加水，煲汤。

　　❸ 煲至鸽肉熟烂，加盐、葱段调味即可。

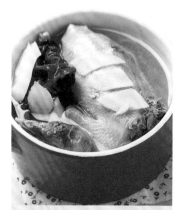

预测血糖生成指数：低

鹌鹑肉

预防糖尿病并发
高血压

血糖生成指数：低
热量：110千卡/100克
每天适宜吃：100克

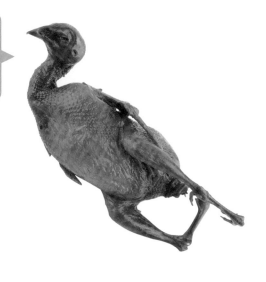

🍶 控糖关键点：维生素B$_2$

鹌鹑肉含有丰富的维生素B$_2$，参与人体内的糖代谢反应，能够促进胰岛细胞分泌胰岛素，并促进葡萄糖的转化，帮助糖尿病患者维持血糖平衡。

🍶 对并发症的益处

鹌鹑肉是典型的高蛋白、低脂肪食物，特别适合中老年人以及高血压、肥胖型糖尿病患者食用。鹌鹑肉中还含有丰富的卵磷脂，是高级神经活动（如语言、思维等）不可缺少的营养物质，有健脑的作用。

🍶 营养饱腹的控糖吃法

鹌鹑肉和鹌鹑蛋都有着丰富的营养，糖尿病患者可以搭配食用。在挑选鹌鹑的时候，可以通过鹌鹑的皮肉和嘴来判断品质。皮肉光滑、嘴柔软的鹌鹑比较嫩，品质也更好。

每100克鹌鹑肉所含营养素对比

营养成分	含量	同类食物含量比较
蛋白质	20.2克	高
脂肪	3.1克	低
碳水化合物	0.2克	低
胆固醇	157.0毫克	中
维生素B$_2$	300.0微克	高
硒	11.7微克	高

控糖搭配

💧 **鹌鹑 + 香菜**

促进肠胃蠕动，适合便秘的糖尿病患者。

💧 **鹌鹑 + 银耳**

适合有高血压、肥胖等并发症的糖尿病患者。

香菜蒸鹌鹑

宜吃：1小饭碗 ⬇️　**热量：**约135千卡

【材料】

鹌鹑1只，香菜30克，姜片、水淀粉、香油、酱油、盐各适量。

【做法】

❶ 鹌鹑处理干净，和姜片一起放入盘中。

❷ 酱油、水淀粉、盐搅拌后均匀倒在鹌鹑上，再淋上香油；将盘子放入蒸锅，隔水加盖蒸至鹌鹑肉熟烂。

❸ 出锅，将香菜放于鹌鹑上即可。

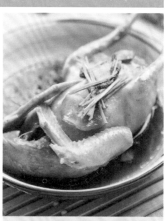

预测血糖生成指数：低

银耳鹌鹑汤

宜吃：1小饭碗 ⬇️　**热量：**约135千卡

【材料】

鹌鹑1只，干银耳、干木耳各5克，枸杞子20克，盐适量。

【做法】

❶ 鹌鹑处理干净；干银耳、干木耳泡发，去蒂，撕小片。

❷ 所有食材放入锅中，加水，煲汤。

❸ 煲至鹌鹑肉熟烂，加盐调味即可。

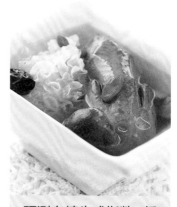

预测血糖生成指数：低

腊肉 加重肾脏负担

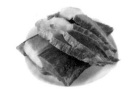

　　腊肉的脂肪含量很高，并且以饱和脂肪酸为主，对糖尿病患者的心脑血管较为不利。腊肉又是高盐食品，糖尿病患者食用后会给肾脏增加负担，并发肾病或血脂异常的患者不宜食用。

每100克腊肉所含热量和营养素对比

热量和营养成分	含量	同类食物含量比较
热量	498千卡	高 ■ ■ ■
蛋白质	11.8克	中 ■ ■
脂肪	48.8克	高 ■ ■ ■
碳水化合物	2.9克	低 ■
钙	22.0毫克	中 ■ ■
钠	763.9毫克	高 ■ ■ ■

午餐肉 脂肪和钠含量高

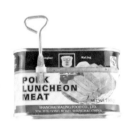

　　午餐肉是用畜或禽的肉糜加入淀粉和盐以及其他食品添加剂制成的。午餐肉的蛋白质含量不高，脂肪和钠的含量高，不建议糖尿病患者选用。

每100克午餐肉所含热量和营养素对比

热量和营养成分	午餐肉	与同类食物含量比较
热量	229千卡	中 ■ ■
蛋白质	9.4克	中 ■ ■
脂肪	15.9克	高 ■ ■ ■
碳水化合物	12.0克	低 ■
磷	81.0毫克	中 ■ ■
钠	981.9毫克	高 ■ ■ ■
钙	57.0毫克	中 ■ ■

动物内脏 加重脂质代谢紊乱

糖尿病患者往往伴有脂类代谢紊乱，甘油三酯及胆固醇偏高，因此要以低脂肪、低胆固醇饮食为主。动物内脏的胆固醇含量高，特别是动物的脑、肝等，如果这类食物吃得过多或过于频繁，容易加重已有的高脂血症。

几种动物内脏的胆固醇含量

食物	胆固醇含量/毫克每100克	与相应的肉类比较
猪脑	2571	高
牛脑	2447	高
羊脑	2004	高
羊肝	349	高
牛肝	297	高
猪肝	288	高

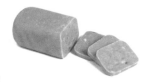

火腿肠 不利于控制血压、血脂

火腿肠属于加工肉类制品，钠的含量高，同时含有亚硝酸盐等多种食品添加剂。多吃对糖尿病患者的血脂、血压等都有不利影响，所以糖尿病患者应尽量少吃或不吃。

每100克火腿肠所含热量和营养素对比

热量和营养成分	火腿肠	与同类食物含量比较
热量	212千卡	中
蛋白质	14.0克	中
脂肪	10.4克	高
碳水化合物	15.6克	低
磷	187.0毫克	中
钠	771.2微克	高

鲫鱼 增强抗病能力

血糖生成指数：中
热量：108千卡/100克
每天适宜吃：80克

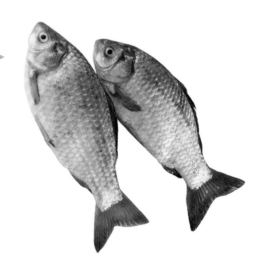

控糖关键点：蛋白质

鲫鱼所含蛋白质氨基酸齐全而且优质，容易被人体消化吸收，是糖尿病患者的良好蛋白质来源。同时，鲫鱼中还含有一些较为丰富的矿物质，如硒、钙等，能帮助糖尿病患者平衡血糖。

对并发症的益处

鲫鱼对脾胃虚弱的糖尿病患者有很好的滋补食疗作用。同时，鲫鱼可以调补老年糖尿病患者虚弱的体质，还有增强抗病能力的作用。

营养饱腹的控糖吃法

鲫鱼汤可以补充营养，增强抗病能力，肝炎、肾炎、高血压、心脏病、慢性支气管炎等疾病患者可经常食用。鲫鱼鱼子中胆固醇含量较高，糖尿病、高脂血症患者尽量不吃。

每100克鲫鱼所含营养素对比

营养成分	含量	同类食物含量比较
蛋白质	17.1克	高
脂肪	2.7克	低
碳水化合物	3.8克	低
胆固醇	130.0毫克	中
钙	79.0毫克	中
硒	14.3微克	中

宜

控糖搭配

💧 **鲫鱼 + 豆腐**
蛋白质互补，适合体质虚弱的糖尿病患者。

💧 **鲫鱼 + 香菇**
两者同食，对并发肾炎的糖尿病患者有一定的调补效果。

鲫鱼炖豆腐

宜吃：1小饭碗　　**热量**：约110千卡

【材料】
鲫鱼1条（约350克），豆腐200克，葱段、姜片、料酒、植物油、盐各适量。

【做法】
❶ 鲫鱼处理干净，用葱段、姜片、料酒腌制15分钟；豆腐洗净，切块。
❷ 油锅烧热，下鲫鱼，小火慢煎至两面金黄。
❸ 锅中加水，放入豆腐，小火煲至鲫鱼肉熟，加盐调味即可。

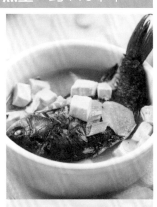

预测血糖生成指数：低

木耳清蒸鲫鱼

宜吃：1掌背　　**热量**：约180千卡

【材料】
鲫鱼1条（约350克），干木耳10克，香菇3朵，葱段、姜片、料酒、盐各适量。

【做法】
❶ 干木耳泡发，去蒂，焯水后撕小片；香菇提前浸泡一段时间，洗净，切片。
❷ 鲫鱼处理干净，放入碗中；加入葱段、姜片、料酒、盐，然后放上木耳片、香菇片。
❸ 上笼蒸15分钟，取出即可。

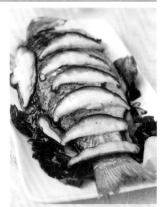

预测血糖生成指数：低

带鱼

改善血液微循环

血糖生成指数：低
热量：127千卡/100克
每天适宜吃：80克

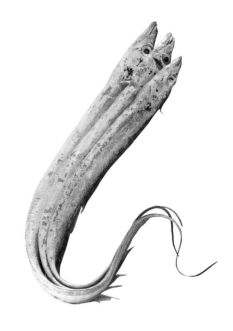

💧 控糖关键点：不饱和脂肪酸

带鱼中的脂肪酸多为不饱和脂肪酸，能降低人体血液中胆固醇和甘油三酯的含量，辅助调理人体蛋白质、脂肪及糖代谢紊乱，并有助于修复胰岛功能。不饱和脂肪酸还能够降低血液黏稠度，改善血液微循环。

💧 对并发症的益处

带鱼含有较为丰富的镁，对心脑血管系统有很好的保护作用，有利于预防高血压、冠心病等心脑血管疾病。

💧 营养饱腹的控糖吃法

新鲜的带鱼鱼鳞不脱落或少量脱落，呈银灰白色，略有光泽，无异味，肉质有坚实感。颜色发黄、无光泽、有黏液，或鳃黑、破肚者为劣质带鱼，不宜选购和食用。

每100克带鱼所含营养素对比

营养成分	含量	同类食物含量比较
蛋白质	17.7克	高
脂肪	4.9克	中
碳水化合物	3.1克	低
胆固醇	76.0毫克	低
镁	43.0毫克	中
锌	0.7毫克	低
硒	36.6微克	高
不饱和脂肪酸	1.7克	高

控糖搭配

💧 **带鱼 + 木瓜**

两者同食，可增强糖尿病患者的免疫力，延缓并发症的发生。

💧 **带鱼 + 苦瓜**

带鱼和苦瓜都有辅助降血糖的效果，两者同食，效果更好。

木瓜烧带鱼

宜吃： 1掌背 **热量：** 约125千卡

【材料】

带鱼200克，木瓜80克，料酒、醋、盐各适量。

【做法】

❶ 带鱼处理干净，切长段；木瓜洗净，去皮、子，切块。

❷ 砂锅置于火上，加水、带鱼段、木瓜块、料酒、醋、盐，炖至带鱼熟透即可。

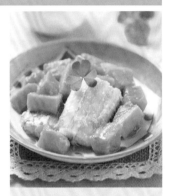

预测血糖生成指数：低

带鱼炒苦瓜

宜吃： 1掌背 **热量：** 约135千卡

【材料】

带鱼200克，苦瓜150克，姜丝、酱油、植物油、盐各适量。

【做法】

❶ 带鱼处理干净，切段，用盐腌制半小时；苦瓜洗净，纵向切成两半，去瓤，切片。

❷ 油锅烧热，放入姜丝爆香，下带鱼段翻炒几下。

❸ 下入苦瓜片，放酱油、盐，烧至熟透即可。

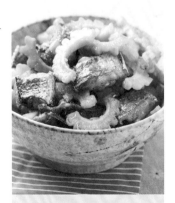

预测血糖生成指数：低

牡蛎

增强胰岛素的敏感性

血糖生成指数：低
热量：73千卡/100克
每天适宜吃：100克

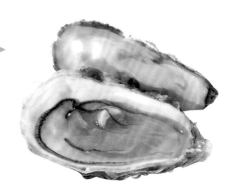

💧 控糖关键点：锌、硒

牡蛎中含锌量很高，食用后可增强胰岛素的敏感性，还能促进胰岛素的合成与分泌，调节和延长胰岛素的降血糖作用。牡蛎富含的硒能帮助防止胰岛 β 细胞被氧化破坏，有助于糖代谢。

💧 对并发症的益处

牡蛎所含的蛋白质中有多种优质氨基酸，可辅助去除体内有毒物质，降低胆固醇含量，预防动脉粥样硬化。

💧 营养饱腹的控糖吃法

牡蛎既可以做主料，也可以做配料，烹制成不同形式的美食。牡蛎是可以生吃的，但如果清理不干净，很有可能因为微生物致病菌而引起腹泻，因此最好经烹饪煮熟后再食用。

每100克牡蛎所含营养素对比

营养成分	含量	同类食物含量比较
蛋白质	5.3克	中
脂肪	2.1克	低
碳水化合物	8.2克	中
胆固醇	100.0毫克	中
铁	7.1毫克	中
锌	9.4毫克	高
硒	86.6微克	高
钙	131.0毫克	高

控糖搭配

💧 **牡蛎 + 豆腐**

在补充钙和蛋白质的同时，有利于糖尿病患者降血糖。

💧 **牡蛎 + 菠菜**

有助于降低血脂、血压，延缓糖尿病心脑血管并发症。

牡蛎豆腐汤

宜吃：1小饭碗　　**热量：**约155千卡

【材料】

牡蛎250克，豆腐100克，香油、姜片、葱花、盐各适量。

【做法】

❶ 牡蛎刷洗干净，取肉备用；豆腐洗净，切块。

❷ 锅中加水、盐、姜片煮沸，放入牡蛎肉和豆腐块；转中火煮熟，放葱花，淋上香油即可。

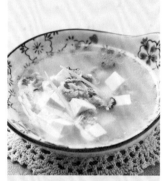

预测血糖生成指数：低

牡蛎炒菠菜

宜吃：1掌背　　**热量：**约130千卡

【材料】

牡蛎300克，菠菜150克，植物油、香油、盐各适量。

【做法】

❶ 牡蛎刷洗干净，取肉备用；菠菜洗净，放入沸水中焯熟，捞出沥干，切段。

❷ 油锅烧热，放牡蛎肉快速翻炒，炒至牡蛎肉断生。

❸ 放入菠菜段，与牡蛎肉一起翻炒2分钟，出锅前加盐和香油调味即可。

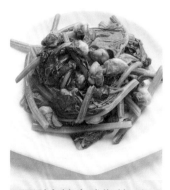

预测血糖生成指数：低

黄鳝

双向调节血糖

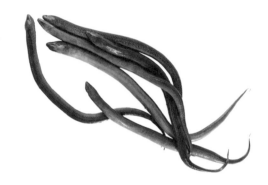

💧 控糖关键点：黄鳝素A、黄鳝素B

黄鳝的热量偏低，其体内含有的两种控制糖尿病的高效物质——黄鳝素A和黄鳝素B，能与黄鳝中富含的蛋白质、锰、硒等营养成分协同参与并调节人体内的糖代谢，不仅有助于维持血糖的稳定，还有助于防治并发症。

💧 对并发症的益处

多吃黄鳝可以保护视力，能够帮助糖尿病患者在一定程度上防治眼部并发症。黄鳝还富含DHA和卵磷脂，可以健脑和增强肝功能，帮助糖尿病患者延缓脂肪肝等相关并发症。

💧 营养饱腹的控糖吃法

挑选黄鳝时，以表皮柔软、颜色灰黄、肉质细致、闻起来没有异味的为佳。黄鳝在烹调前一定要处理、清洗干净，烹调时间要久一点。

每100克黄鳝所含营养素对比

营养成分	含量	同类食物含量比较
蛋白质	18.0克	高
脂肪	1.4克	低
碳水化合物	1.2克	低
胆固醇	126.0毫克	中
维生素B$_2$	1000.0微克	高
硒	34.6微克	高
磷	206.0毫克	高

控糖搭配

💧 **黄鳝 + 薏米**

有助于增强食欲，调节血糖，预防心脑血管并发症。

💧 **黄鳝 + 面条**

在增加饱腹感的同时，可以延缓餐后血糖升高。

薏米黄鳝汤

宜吃： 1小饭碗   **热量：** 约120千卡

【材料】

薏米50克，黄鳝250克，姜片、盐各适量。

【做法】

❶ 黄鳝洗净，切段，用盐腌制半小时；薏米洗净，提前浸泡一段时间，捞出。

❷ 薏米、黄鳝、姜片放入锅中，加水，大火煮开；转中火煮熟，加盐调味即可。

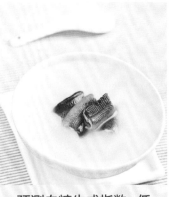

预测血糖生成指数：低

爆黄鳝面

宜吃： 1小饭碗   **热量：** 约200千卡

【材料】

黄鳝250克，青菜50克，粗粮面条80克，葱段、姜片、高汤、酱油、料酒、盐各适量。

【做法】

❶ 黄鳝洗净，切段；青菜洗净，切段；面条煮熟，捞出。

❷ 锅中放入黄鳝段，加入青菜、姜片、葱段炒至黄鳝肉断生。

❸ 加高汤、酱油、盐、料酒，烧沸入味后，浇在煮熟的面条上即可。

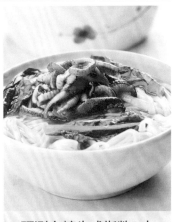

预测血糖生成指数：中

鳕鱼

保护心脑血管

血糖生成指数：低
热量：88千卡/100克
每天适宜吃：100克

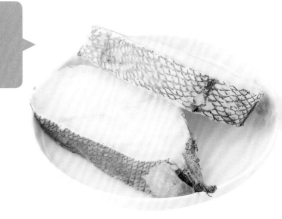

🌢 控糖关键点：ω-3脂肪酸、镁、磷

鳕鱼中的ω-3脂肪酸能提高胰岛素的敏感性，使血液中的葡萄糖可以顺利地进入到细胞内而得以利用，从而降低糖尿病患者血液中的葡萄糖水平。鳕鱼中的镁和磷，可帮助维持胰岛素正常分泌，平衡血糖浓度。

🌢 对并发症的益处

鳕鱼对心脑血管有很好的保护作用，同时可以预防高血压、心肌梗死等糖尿病并发疾病。

🌢 营养饱腹的控糖吃法

鳕鱼的鱼皮中含有大量的嘌呤，因此糖尿病合并痛风患者和尿酸过高者不宜食用鳕鱼皮，应在烹调之前将鱼皮去掉。

每100克鳕鱼所含营养素对比

营养成分	含量	同类食物含量比较
蛋白质	20.4克	高
脂肪	0.5克	低
碳水化合物	0.5克	低
胆固醇	114.0毫克	低
镁	84.0毫克	中
磷	232.0毫克	高

控糖搭配

💧 **鳕鱼 + 姜**

有辅助调控血糖与血脂的功效。

💧 **鳕鱼 + 豌豆**

对糖尿病患者的心脑血管系统有很好的保护作用。

鳕鱼汤

宜吃：1掌背　　**热量：**约100千卡

【材料】

鳕鱼肉500克，姜片、盐各适量。

【做法】

❶鳕鱼肉洗净，切厚块，用盐腌制半小时。

❷鳕鱼肉、姜片放入锅中，加水，大火煮开，转小火煮至熟透，加盐调味即可。

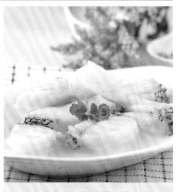

预测血糖生成指数：低

豌豆炒鳕鱼丁

宜吃：1掌背　　**热量：**约110千卡

【材料】

鳕鱼肉500克，熟豌豆50克，植物油、盐各适量。

【做法】

❶鳕鱼肉洗净，切小丁。

❷油锅烧热，倒入熟豌豆翻炒片刻；倒入鳕鱼丁，加适量盐一起翻炒至熟透即可。

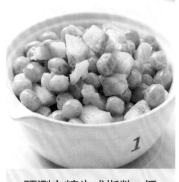

预测血糖生成指数：低

三文鱼

保护神经系统

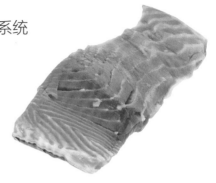

💧 控糖关键点：ω-3脂肪酸

三文鱼是含ω-3脂肪酸较多的一种深海鱼类。ω-3脂肪酸能改善人体的胰岛功能，能延缓并逆转自身免疫进程。

💧 对并发症的益处

三文鱼脂肪中含有的ω-3脂肪酸对神经系统具有一定的保护作用，有助于健脑，能够帮助降低血脂，有助于预防心脑血管并发症。

💧 营养饱腹的控糖吃法

三文鱼采用清蒸吃法，既可保留营养，又没有过多的热量，相对来讲比较合适糖尿病患者食用。选购三文鱼，要买看上去有光泽，用手触摸鱼肉感觉有弹性，闻起来没有鱼腥味的，这样的三文鱼才新鲜。糖尿病患者食用新鲜的三文鱼补益效果更佳。

每100克三文鱼所含营养素对比

营养成分	含量	同类食物含量比较
蛋白质	17.2克	高
脂肪	7.8克	中
胆固醇	68.0毫克	低
钾	361.0毫克	中
钠	63.3毫克	低

宜

控糖搭配

💧 **三文鱼 + 洋葱**
三文鱼与洋葱搭配，适合糖尿病并发心脑血管疾病的患者。

💧 **三文鱼 + 枸杞子**
有助于保护糖尿病患者的眼睛和神经系统。

清蒸三文鱼

宜吃：1掌背　　**热量：**约140千卡

【材料】

　　三文鱼100克，洋葱50克，香菇25克，香菜碎、姜丝、酱油、盐各适量。

【做法】

❶ 三文鱼洗净；洋葱剥皮，洗净，切丝；香菇提前浸泡一段时间，洗净，切片。

❷ 取一大盘，依次铺上洋葱丝、香菇片；放上三文鱼，并撒上姜丝；加酱油、盐。

❸ 盘子放入蒸锅中，蒸至三文鱼肉熟烂，撒上香菜碎即可。

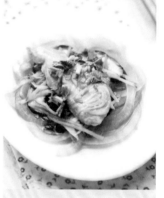

预测血糖生成指数：低

三文鱼豆腐汤

宜吃：1小饭碗　　**热量：**约230千卡

【材料】

　　三文鱼、豆腐各100克，青菜50克，枸杞子15克，料酒、胡椒粉、植物油、盐各适量。

【做法】

❶ 三文鱼洗净，切片；豆腐洗净，切块；青菜洗净。

❷ 三文鱼放入碗中，用盐、料酒、胡椒粉腌制10分钟。

❸ 油锅烧热，放入三文鱼煎至两面金黄。

❹ 锅中加水，大火煮沸；放入其他食材，再次烧开；加盐调味即可。

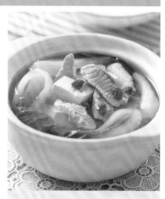

预测血糖生成指数：低

鲍鱼 易导致血压升高

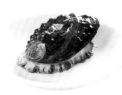

　　鲍鱼钠含量高，糖尿病患者多食易导致血压升高，引发心脑血管并发症。另外，由于鲍鱼肉难以消化，肠胃虚弱的糖尿病患者不宜食用。

每100克鲍鱼所含热量和营养素对比

热量和营养成分	含量	同类食物含量比较
热量	84千卡	低
蛋白质	12.6克	高
脂肪	0.8克	低
碳水化合物	6.6克	低
胆固醇	242.0毫克	中
钠	2012.0毫克	高

鱼子 加重脂质代谢紊乱

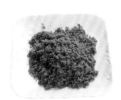

　　鱼子含胆固醇高，过多摄入会加重糖尿病患者的脂类代谢紊乱，促进脂肪转化为血糖，从而使血糖升高。所以，糖尿病患者不宜吃鱼子。

每100克鱼子所含热量和营养素对比

热量和营养成分	含量	同类食物含量比较
热量	201千卡	中
蛋白质	9.6克	低
脂肪	7.1克	中
碳水化合物	24.7克	中
胆固醇	460.0毫克	高
维生素E	3.9毫克	高
磷	88.0毫克	中
锌	1.4毫克	中

咸鱼 钠含量过高

　　咸鱼是将鱼用盐腌制后再晒干而成的，含有很高的钠，摄入过多容易引起血压升高。腌制的鱼从营养成分上来说不如新鲜鱼类，所以糖尿病患者尽量少吃咸鱼。

每100克咸鱼所含热量和营养素对比

热量和营养成分	含量	同类食物含量比较
热量	157千卡	中
蛋白质	23.3克	高
脂肪	1.6克	低
碳水化合物	12.8毫克	低
胆固醇	89.0毫克	低
钠	5 350.0毫克	高

鲮鱼罐头 脂肪和钠含量高

　　鲮鱼在制成罐头的过程中加入了较多的油脂和盐分，导致其中的脂肪和钠含量均较高，对糖尿病患者控制血压、血糖及体重均不利。所以建议糖尿病患者少选用此类食品。

每100克鲮鱼罐头所含热量和营养素对比

热量和营养成分	含量	同类食物含量比较
热量	399千卡	高
蛋白质	30.7克	高
脂肪	26.9克	高
碳水化合物	6.6克	低
胆固醇	162.0毫克	中
钠	999.0毫克	高

醋

促进体内碳水化合物代谢

血糖生成指数：低
热量：31千卡/100克
每天适宜吃：20克

💧 控糖关键点：有机酸

醋中含有丰富的有机酸，这些有机酸能够改善食物的味道，促进食欲。用醋烹调或凉拌制作菜肴，可以相应减少油和盐的用量，有利于糖尿病患者控制体重和血糖。

💧 对并发症的益处

醋可以清血管，降低胆固醇，很适合高血压等心脑血管患者食用。其所含的钾能排出体内过剩的钠，预防糖尿病患者并发高血压、动脉粥样硬化等。

💧 营养饱腹的控糖吃法

在菜起锅前将醋沿锅边淋入，比直接淋在菜上香味更加醇厚浓郁。煮排骨时放点醋，还可使其中的钙、磷、铁等矿物质溶解出来，有利于人体吸收。

每100克醋所含营养素对比

营养成分	含量	同类食物含量比较
蛋白质	2.1克	低
脂肪	0.3克	低
碳水化合物	4.9克	低
钙	17.0毫克	低
铁	6.0毫克	中
硒	2.4微克	中
钾	351.0毫克	中

控糖搭配

💧 **醋 + 红茶**

可健胃消食，有益于胃肠道功能不好的糖尿病患者。

💧 **醋 + 黄豆芽**

辅助抑制血糖上升，促进体内组织细胞生长。

醋茶

宜吃：1茶杯

【材料】

醋、红茶各适量。

【做法】

❶ 热水冲泡红茶5分钟。

❷ 少许醋滴入茶水中，搅拌均匀即可。

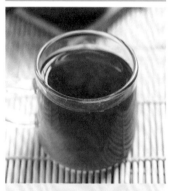

预测血糖生成指数：低

醋熘黄豆芽

宜吃：1掌背　热量：约125千卡

【材料】

黄豆芽150克，葱段、醋、植物油、盐各适量。

【做法】

❶ 黄豆芽洗净，放入沸水中焯熟，捞出沥干。

❷ 油锅烧热，爆香葱段，放入黄豆芽、醋、盐，翻炒片刻即可。

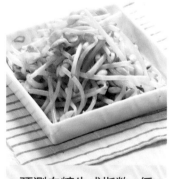

预测血糖生成指数：低

大蒜

预防胰岛 β 细胞
被氧化破坏

血糖生成指数：低
热量：126千卡/100克
每天适宜吃：3瓣

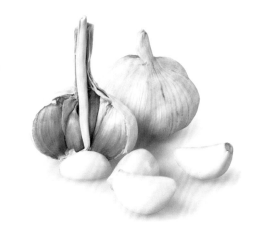

🔹 控糖关键点：硒、蒜素

大蒜中硒含量较多，对人体胰岛素
的合成起到一定的促进作用。大蒜所含
有的蒜素有抑菌作用，同时也有助于控
制血糖，对糖尿病患者有益。

🔹 对并发症的益处

大蒜具有明显的降血脂、预防冠心
病和动脉粥样硬化的作用。大蒜中的硒
能保护肝脏，清除自由基，提高免疫力
和抗衰老，从而起到延缓糖尿病并发症
的作用。

🔹 营养饱腹的控糖吃法

生吃大蒜可以在一定程度上预防细
菌性腹泻。如果是非细菌性腹泻，就不
宜再生吃大蒜了。这时若生吃大蒜会刺
激肠道，使肠黏膜发生充血和水肿，不
仅不能止泻，反而会加重病情。

每100克大蒜所含营养素对比

营养成分	含量	同类食物含量比较
蛋白质	4.5克	低
脂肪	0.2克	低
碳水化合物	27.6克	中
膳食纤维（不溶性）	1.1克	低
磷	117.0毫克	中
锌	0.9毫克	低
硒	3.1微克	高

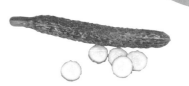

控糖搭配

💧 **大蒜 + 黄瓜**

大蒜与黄瓜同食，可降血脂、润肠镇痛。

💧 **大蒜 + 黑豆**

可促进血液循环，增强体质，预防糖尿病心脑血管并发症。

蒜泥黄瓜

宜吃：1半握拳   **热量：**约90千卡

【材料】

黄瓜200克，大蒜3瓣，香油、盐各适量。

【做法】

❶ 黄瓜洗净，拍扁，切段；大蒜去皮，切碎。

❷ 黄瓜段和蒜碎放盘中，加入适量盐、香油，搅拌均匀即可。

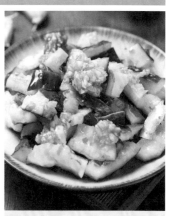

预测血糖生成指数：低

大蒜黑豆粥

宜吃：1~2小茶盅   **热量：**90~180千卡

【材料】

黑豆50克，大米100克，大蒜5瓣。

【做法】

❶ 黑豆洗净，提前浸泡一段时间，捞出；大蒜去皮，切碎；大米洗净。

❷ 黑豆、大米放入锅中，加水，大火煮沸。

❸ 加入蒜碎，转中火煮至烂熟，出锅即可。

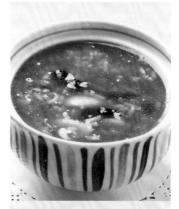

预测血糖生成指数：中

姜

促进糖尿病患者的伤口愈合

血糖生成指数：低
热量：41千卡/100克
每天适宜吃：10克

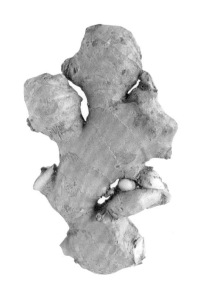

🔵 控糖关键点：姜黄素

姜黄素是姜中的主要活性成分，它能降低血糖，还能改善糖尿病并发的脂质代谢紊乱，促进体内多余脂肪的转化，适合肥胖型糖尿病患者。

🔵 对并发症的益处

姜黄素具有消炎、抗菌的作用，能促进糖尿病患者的创伤愈合。姜还可以激活肝细胞，缓解糖尿病性、酒精性脂肪肝。

🔵 营养饱腹的控糖吃法

姜作为做菜的调料，可以拌、炒、炖等，绝大多数菜肴都可以放姜来调味、去腥，尤其是荤菜。姜还可以作为饮料的配料使用。注意，腐烂的姜会产生有毒物质，不能食用。

每100克姜所含营养素对比

营养成分	含量	同类食物含量比较
蛋白质	1.3克	低
脂肪	0.6克	低
碳水化合物	10.3克	低
膳食纤维（不溶性）	2.7克	中
钙	27.0毫克	中
镁	44.0毫克	低

控糖搭配

💧 **姜 + 红茶**

　　姜与红茶搭配，能降血脂、降血糖。

💧 **姜 + 橘子**

　　保护血管，缓解糖尿病并发血管疾病。

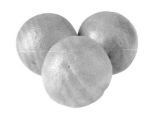

姜茶

【材料】

　　姜15克，红茶适量。

【做法】

❶ 姜洗净，切薄片；热水冲泡红茶5分钟。

❷ 用茶水冲泡姜片，即可饮用。

宜吃：1茶杯

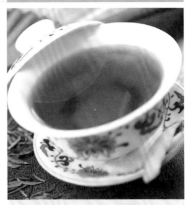

预测血糖生成指数：低

姜枣橙汁

宜吃：1~2小茶盅　　**热量：**90~180千卡

【材料】

　　橙子150克，红枣2颗，姜10克。

【做法】

❶ 姜洗净，切小块；红枣洗净，去核；橙子去皮，取肉。

❷ 所有食材放入榨汁机中，加50毫升水榨汁即可。

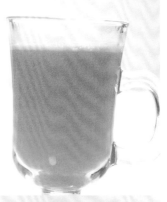

预测血糖生成指数：低

橄榄油

调节和控制血糖水平

血糖生成指数：中
热量：899千卡/100克
每天适宜吃：20克

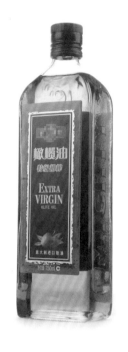

💧 控糖关键点：单不饱和脂肪酸

橄榄油中富含单不饱和脂肪酸，能帮助维持血糖平衡，改善糖尿病患者的脂质代谢，是糖尿病患者较好的脂肪补充来源。与其他植物油不同的是，橄榄油只降"坏"胆固醇，对"好"胆固醇反而有提升作用，可谓是具有良性的"双向调节"作用。

💧 对并发症的益处

橄榄油能防止动脉粥样硬化，调节血脂，降低血压，降低血液黏稠度，预防血栓形成，保护心脏，减少心脑血管并发症的发生。

💧 营养饱腹的控糖吃法

若橄榄油色泽深，有陈腐味、霉潮味、泥腥味、金属味等异味，说明品质较差，就不要食用了。尤其是在做凉拌菜的时候，橄榄油比其他食用油更适合糖尿病患者。

每100克橄榄油所含营养素对比

营养成分	含量	同类食物含量比较
脂肪	99.9克	高
铁	0.4毫克	低

控糖搭配

💧 **橄榄油 + 三文鱼**

橄榄油和三文鱼搭配，降血糖且营养丰富。

💧 **橄榄油 + 洋葱**

橄榄油与洋葱同食，热量低，适宜糖尿病患者。

三文鱼牛油果沙拉　　宜吃：0.5掌背 🍴　　热量：约160千卡

【材料】

三文鱼100克，芒果、牛油果各1个（约150克），柠檬半个，橄榄油、黑胡椒粉、黑芝麻、盐各适量。

【做法】

❶ 三文鱼洗净，切块，放入碗中，加橄榄油、黑胡椒粉、盐，挤入柠檬汁，搅拌均匀，腌制20分钟。

❷ 烤箱预热至230℃，将腌制好的三文鱼块用锡纸包好，放入烤箱烤25分钟。

❸ 芒果、牛油果分别去皮、核，切块。

❹ 将烤好的三文鱼块与芒果块、牛油果块一起放入碗中，挤入柠檬汁，撒上黑芝麻拌匀即可。

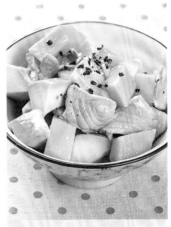

预测血糖生成指数：低

牛奶洋葱汤　　宜吃：1小饭碗 🥣　　热量：约180千卡

【材料】

低脂牛奶250毫升，洋葱50克，橄榄油、盐各适量。

【做法】

❶ 洋葱剥皮，洗净，切丝，用橄榄油炒香。

❷ 加水，小火慢熬出洋葱本身的甜味。

❸ 洋葱软烂后，加入低脂牛奶煮沸，加盐调味。

预测血糖生成指数：低

绿茶

抑制餐后血糖快速上升

血糖生成指数：低
热量：328千卡/100克
每天适宜吃：5克

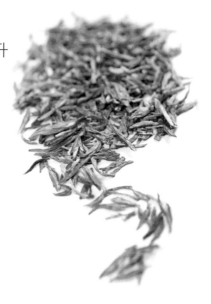

💧 控糖关键点：儿茶素

儿茶素是绿茶的涩味成分，抗氧化作用较强，减缓肠道对碳水化合物的吸收，抑制餐后血糖的快速上升。

💧 对并发症的益处

绿茶可以帮助细胞抗氧化，保护心脑血管，可以辅助预防糖尿病合并动脉粥样硬化。绿茶中还含有维生素C和维生素E，对降血脂、降血压有一定的益处。

💧 营养饱腹的控糖吃法

浓茶对降糖并没有太大的益处，反而易导致骨质疏松，所以要喝淡茶。温水泡茶不易损坏绿茶的营养成分，糖尿病患者可以适量饮用。

每100克绿茶所含营养素对比

营养成分	含量	同类食物含量比较
蛋白质	34.2克	高
脂肪	2.3克	低
碳水化合物	50.3克	高
膳食纤维（不溶性）	15.6克	中
维生素C	19.0毫克	中
维生素E	9.6毫克	高
钾	1661.0毫克	高
镁	196.0毫克	高

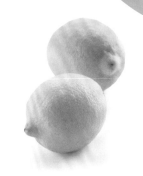

控糖搭配

💧 绿茶 + 柠檬

两者同食，可以促进胰岛素分泌，对糖尿病眼部并发症有调理作用。

💧 绿茶 + 小米

绿茶与小米搭配，既可以增加饱腹感，又可以延缓餐后血糖急剧升高。

柠檬绿茶

宜吃：1茶杯

【材料】

绿茶、柠檬各适量。

【做法】

❶ 柠檬洗净，切片。

❷ 绿茶与柠檬片放入杯中，加温开水冲泡即可。

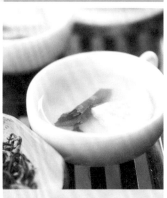

预测血糖生成指数：低

绿茶小米粥

宜吃：1小茶盅   热量：约90千卡

【材料】

小米150克，绿茶适量。

【做法】

❶ 小米洗净。

❷ 所有食材一起放入锅中，加水煮至粥熟烂。

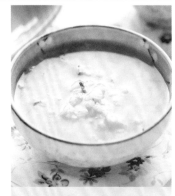

预测血糖生成指数：中

鸡蛋

预防眼部并发症

血糖生成指数：低
热量：143千卡/100克
每天适宜吃：50克

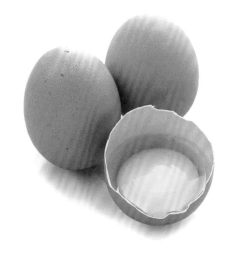

💧 **控糖关键点：维生素B$_2$、蛋白质**

鸡蛋中含有较多维生素B$_2$，可以预防由高血糖引起的周围神经病变和眼部病变。鸡蛋富含优质蛋白质，是糖尿病患者蛋白质的较好来源。

💧 **对并发症的益处**

常吃鸡蛋具有辅助分解脂肪，维持脂类正常代谢的作用，可以预防动脉粥样硬化和肥胖症，防治心脑血管疾病。

💧 **营养饱腹的控糖吃法**

由于蛋黄胆固醇含量高，糖尿病患者可以每天吃1个鸡蛋，再多就只能吃蛋清而不吃蛋黄。西红柿和鸡蛋煮汤，是降糖、降脂、降压的理想搭配。

每100克鸡蛋所含营养素对比

营养成分	含量	同类食物含量比较
蛋白质	13.3克	高
脂肪	8.8克	中
胆固醇	585.0毫克	高
维生素B$_2$	300.0微克	高
钙	56.0毫克	中

控糖搭配

💧 **鸡蛋 + 西红柿**

西红柿富含维生素 C，鸡蛋富含蛋白质，二者同食，既营养又开胃。

💧 **鸡蛋 + 玉米**

玉米中的亚油酸可溶解胆固醇，与鸡蛋同食，可营养互补。

西红柿鸡蛋汤

宜吃：1小饭碗　　**热量：**约180千卡

【材料】

西红柿250克，小白菜30克，鸡蛋1个，植物油、盐各适量。

【做法】

❶ 西红柿洗净，切片；小白菜洗净，掰成小棵；鸡蛋打散。

❷ 油锅烧热，放入西红柿焖出汤汁，加水烧开。

❸ 蛋液淋入锅中，放入小白菜，大火再次煮开，加盐调味即可。

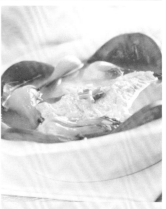

预测血糖生成指数：低

鸡蛋玉米羹

宜吃：1小饭碗　　**热量：**约110千卡

【材料】

嫩玉米粒100克，鸡蛋1个，盐适量。

【做法】

❶ 玉米粒用搅拌机打成玉米蓉；鸡蛋打散。

❷ 玉米蓉放入锅中，加水，大火煮沸，转小火再煮20分钟。

❸ 蛋液慢慢倒入锅中，转大火并不停搅拌，再次煮开后，放盐调味即可。

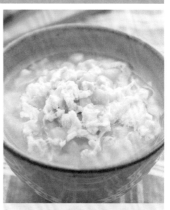

预测血糖生成指数：低

不宜 猪油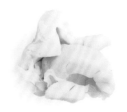

饱和脂肪酸含量高

　　猪油含有丰富的饱和脂肪酸和胆固醇。饱和脂肪酸能促进人体对胆固醇的吸收，使血液中胆固醇升高，还容易与胆固醇结合并沉积于血管壁，导致动脉粥样硬化，增加患高血压、冠心病等疾病的风险，故糖尿病患者不宜吃猪油。

每100克猪油所含热量和营养素对比

热量和营养成分	含量	同类食物含量比较
热量	827千卡	高
脂肪	88.7克	高
碳水化合物	7.2克	低
胆固醇	110.0毫克	中
维生素E	21.8毫克	高
磷	10.0毫克	低
铁	2.1毫克	中

黄油

多食易并发心脑血管疾病

　　黄油所含饱和脂肪酸占总脂肪量的70.5%，食用后易引起动脉粥样硬化和血液中酮体含量升高，并发心脑血管疾病，故糖尿病患者不宜食用。

每100克黄油所含热量和营养素对比

热量和营养成分	含量	同类食物含量比较
热量	888千卡	高
蛋白质	1.4克	低
脂肪	98.0克	高
胆固醇	296.0毫克	高
钙	35.0毫克	中
磷	8.0毫克	低
钾	39.0毫克	低

蜜饯 含有升糖快的单糖

　　因为加工中少不了糖渍这一步骤，所以蜜饯通常含糖量都很高，而且所含的都属于升糖快的单糖，故不适宜糖尿病患者食用。不少蜜饯中还会添加很多盐分和各种甜味剂、防腐剂、色素等，对已有肝肾疾病或潜在的糖尿病患者更不适宜。

每100克蜜饯所含热量和营养素对比

热量和营养成分	含量	同类食物含量比较
热量	329千卡	高
蛋白质	0.8克	低
脂肪	0.6克	低
碳水化合物	82.0克	高
膳食纤维（不溶性）	1.8克	低
胡萝卜素	940.0微克	高
维生素E	6.0毫克	高
钙	68.0毫克	中

酒精 加重糖代谢紊乱

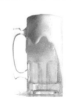

　　酒精热量非常高，糖尿病患者经常饮酒，不利于控制血糖。长期大量饮酒会造成食欲减退，从而使营养素的摄入不平衡。营养素的缺乏及酒精对神经、血管的影响，可加速糖尿病患者末梢神经及血管并发症的发生和发展。

几种酒的酒精含量对比

酒	酒精含量/体积%	酒精含量/重量%
白酒(56度二锅头)	56.0	48.2
啤酒(燕京)	4.0	3.2
红酒(长城干红)	11.5	9.3
黄酒(花雕酒)	16.5	13.4

白砂糖

使血糖迅速升高

　　白砂糖在人体内会转化成葡萄糖，糖尿病患者食用后，会导致血糖迅速升高，不利于血糖控制。同时，白砂糖热量高，糖尿病患者如果食用过多，会导致多余的热量以脂肪的形式储存，造成肥胖。

每100克白砂糖所含热量和营养素对比

热量和营养成分	含量	同类食物含量比较
热量	400千卡	高
碳水化合物	99.9克	高
镁	3.0毫克	低
钙	20.0毫克	中
钾	5.0毫克	低
磷	8.0毫克	低

炸薯片

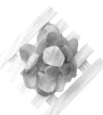

易引起肥胖和心脑血管疾病

　　炸薯片属于高热量、高脂肪食物，可给糖尿病患者带来肥胖、心脑血管疾病等不良影响，故应忌食。炸薯片属油炸食品，在加工过程中生成的有害物质或添加的不良成分增加了糖尿病患者患癌症、肾病等疾病的风险，同时还会降低正常食欲，减少对健康食物的摄入。

每100克炸薯片所含热量和营养素对比

热量和营养成分	含量	同类食物含量比较
热量	548千卡	高
蛋白质	7.5克	中
脂肪	36.7克	高
碳水化合物	49.2克	中
膳食纤维（不溶性）	1.5克	低
钾	1082.0毫克	高

第四章

传统药用食物，
稳定血糖副作用小

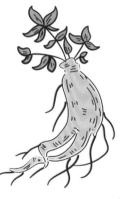

本章节推荐的食谱多为中药熬制的粥，糖尿病患者在血糖稳定期可以适量喝粥。同时注意熬粥的时间不要长，喝粥时要小口，可以喝一口粥，吃一口副食，这样可以降低粥的血糖生成指数。一般建议只喝1~2小茶盅。

玉米须

利尿降血压

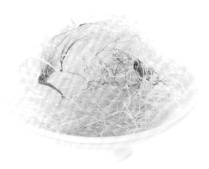

控糖关键点：皂苷

玉米须中的皂苷类物质能够促进胰岛细胞的修复与再生，并增强体内组织细胞对胰岛素的敏感性，帮助维持血糖平衡。

💧 **对并发症的益处**

玉米须有辅助利尿作用，对各种原因引起的水肿都有一定的效果。玉米须还能加速血液凝固过程，可辅助止血。

控糖食疗方

玉米须水

【材料】玉米须30克。

【做法】玉米须洗净后倒入锅中，加适量水，中火熬煮20分钟即可。

【食法】隔日1次。

【功效】利尿消肿、清肝利胆，特别适合糖尿病水肿者饮用。

玉米须粥

【材料】玉米须30克，荞麦50克，枸杞子5克。

【做法】玉米须、荞麦、枸杞子洗净后倒入锅中，加水，熬煮成粥即可。

【食法】隔日1次。

【功效】健胃养肾，帮助糖尿病患者预防肾病并发症与胃病并发症。

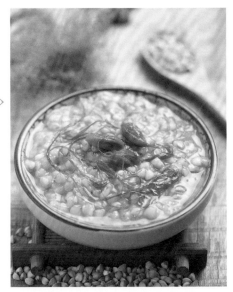

西洋参

促进糖代谢

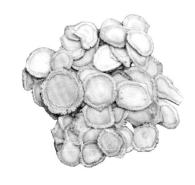

控糖关键点： 人参皂苷

　　西洋参中的人参皂苷可以降低血糖、调节胰岛素分泌、促进糖代谢和脂质代谢，对糖尿病的治疗有一定辅助作用。

💧 对并发症的益处

　　西洋参可辅助降低暂时性和持久性高血压，预防糖尿病并发心脑血管疾病，同时也能促进脑血栓、冠心病、心肌梗死等的恢复。

控糖食疗方

西洋参蒸燕窝

【材料】西洋参6克，燕窝2克，鸡汤250克，盐适量。

【做法】①西洋参润透，切薄片；燕窝用45℃温水浸泡，夹去燕毛，洗净。②所有食材和调料放入蒸杯中，置蒸笼内，大火蒸45分钟即可。

【食法】每日1次，早餐食用。

【功效】适用于气阴两虚型糖尿病并发肺结核患者，有肺脾双补之效。

西洋参小米粥

【材料】西洋参3克，小米100克。

【做法】①西洋参润透，切碎；小米洗净，用水浸泡2小时，捞出。②砂锅加水，放入小米、西洋参碎及浸泡西洋参的水，大火煮沸，转小火熬煮1小时，凉至温热服食。

【食法】每日1次，早餐食用。

【功效】益气生津，适用于心脑血管并发症患者。

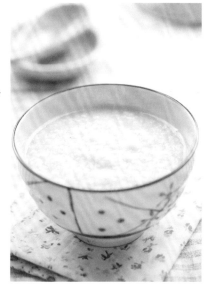

莲子心

调节胰岛 β 细胞
分泌胰岛素

控糖关键点：莲心碱

　　莲子心含有莲心碱，能调节胰岛 β 细胞分泌胰岛素，延缓肠道对葡萄糖的吸收，帮助糖尿病患者平衡血糖。

💧 对并发症的益处

　　莲子心中含有生物碱、多糖类以及黄酮类物质，有一定的降血脂和抗血栓的功效，还有降血压和抗心律失常等作用，适合糖尿病并发心脑血管疾病患者食用。

控糖食疗方

莲子心茶

【材料】莲子心3克，冬瓜50克，天花粉15克，苦瓜10克。

【做法】①冬瓜洗净，去瓤不去皮，切块；苦瓜洗净，去瓤，切块；莲子心去杂，洗净。
②冬瓜块和苦瓜块放锅中，加水，大火煮沸，再加入莲子心和天花粉，晾凉后饮用。

【食法】每日1次。

【功效】除烦安眠，适合糖尿病并发失眠的患者，同时可以辅助减轻口渴等临床症状。

栀子莲子心粥

【材料】莲子心3克，栀子粉5克，大米50克。

【做法】①莲子心去杂洗净；大米淘洗干净。
②莲子心和大米煮成稀粥后，加入栀子粉搅拌均匀，再煮3分钟，凉至温热食用即可。

【食法】早餐食用。

【功效】清热去火，帮助预防并发高血压。

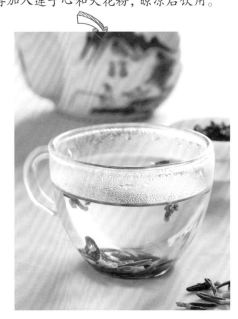

金银花

改善机体的
胰岛素抵抗

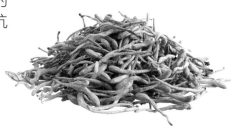

控糖关键点： 绿原酸、金银花多糖

金银花含有绿原酸
和金银花多糖，能够帮助
修复损伤的胰岛 β 细胞，
改善机体的胰岛素抵抗，
增强胰岛素敏感性。

💧 对并发症的益处

金银花中的药效成分除了可以降血糖，还能帮助糖
尿病患者改善血脂异常和预防心脑血管并发症，还有很
好的免疫调节、保肝利胆的作用。

控糖食疗方

金银花绿豆汤

【材料】金银花10克，绿豆50克。

【做法】①绿豆洗净，浸泡一段时间，捞出。②砂锅倒入适量水后置于火上，放入绿豆
和金银花，煮至绿豆熟透，晾至温热时食用。

【食法】佐餐食用。

【功效】适合糖尿病并发心脑血管疾病患者。

金银花茶

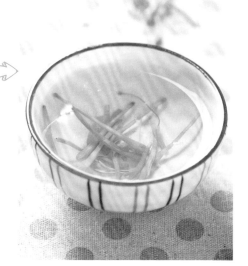

【材料】金银花10克。

【做法】①金银花洗净后沥干水分，倒入杯
中，冲入开水。②盖上杯盖闷1分钟，揭盖，晾
至温热时饮用。

【食法】当茶饮用。

【功效】帮助糖尿病患者改善胰岛素抵抗。

地骨皮

维持正常血糖

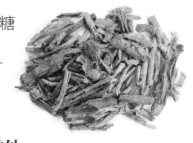

控糖关键点：生物碱、不饱和脂肪酸

地骨皮含有生物碱，对糖尿病患者胰岛 β 细胞的形态、结构损害有一定的减轻作用，能帮助糖尿病患者控制病情。

🌢 对并发症的益处

地骨皮含有不饱和脂肪酸，具有一定的抗脂肪肝的作用，能保证肝脏维持正常的生理功能，从而帮助糖尿病患者预防肝脏并发症。

控糖食疗方

地骨皮麦冬糊

【材料】地骨皮30克，桑白皮、麦冬各15克，面粉100克。

【做法】①地骨皮、桑白皮、麦冬分别洗净，用水浸泡20分钟，捞出；面粉加水调成糊状。②除面糊以外的所有药材一起放入锅内，加水，大火煮沸，改小火煮20分钟，去渣取汁，再与面糊一同熬成糊状即可。

【食法】佐餐食用。

【功效】可清肺、生津止渴，适用于口渴、肺病有热咳嗽、身体消瘦等糖尿病患者。

地骨皮粥

【材料】地骨皮15克，大米100克。

【做法】①大米洗净；地骨皮洗净。②砂锅倒入适量水后置于火上，放入地骨皮和大米，煮至大米熟烂成粥即可。

【食法】每日1次，早餐食用。

【功效】止渴、清肺，用于糖尿病多饮、消瘦。

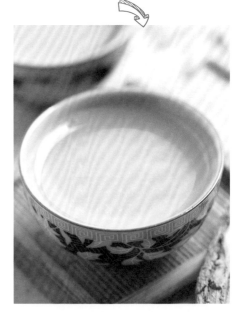

淮山

促进胰岛素分泌

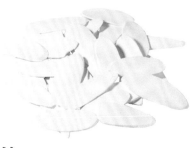

淮山中的山药多糖可促进胰岛素的分泌，改善受损的胰岛 β 细胞功能，中医用其治疗糖尿病已有悠久的历史。

💧 对并发症的益处

淮山除了具有一定的降血糖功效，对肠胃保养也有一定的效果，可以促进消化，帮助糖尿病患者改善胃肠功能。

控糖食疗方

淮山冬瓜汤

【材料】淮山10克，冬瓜300克。

【做法】①冬瓜洗净，去瓤不去皮，切块；淮山洗净。②淮山、冬瓜块放入砂锅中，加水，大火煮沸，再改小火炖煮30分钟即可。

【食法】每日1次，单独食用，每次吃100克冬瓜，喝汤。

【功效】补脾胃，止烦渴，减轻糖尿病患者临床症状。

淮山粥

【材料】淮山50克，大米100克，盐适量。

【做法】① 大米、淮山洗净；②淮山、大米倒入注有温水的砂锅中，煮至米粒熟烂，用盐调味即可。

【食法】每日1次，早餐食用。

【功效】适合有脾胃并发症的糖尿病患者食用。

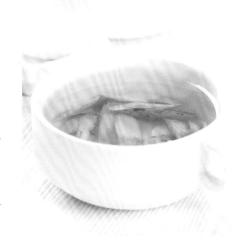

桑白皮

降糖消水肿

控糖关键点：水提取物

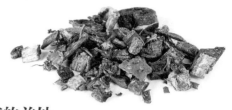

桑白皮的水提取物有降血糖作用，从提取物中分离的一种聚糖，在很低剂量时即可产生明显的降血糖效果。

💧 对并发症的益处

桑白皮除了有一定的降糖效果外，还有助于行水消肿以及降低血压，因此适用于有高血压、水肿等相关并发症的糖尿病患者。

控糖食疗方

桑白皮枸杞子煎剂

【材料】桑白皮12克，枸杞子15克。

【做法】①桑白皮、枸杞子加水润透。②两种药材分别加水煎2次，最后将药液混合。

【食法】每日1剂，2次服完。

【功效】清肺止咳、生津，适合糖尿病肺胃有热者。

桑白皮粥

【材料】桑白皮15克，大米50克。

【做法】①桑白皮加水熬汁，去渣。②放入洗净的大米，加适量水，煮成稠粥即可。

【食法】每日2次，早晚服用。

【功效】清热润肺，利水消肿，调节血糖，适合出现水肿状况的糖尿病患者。

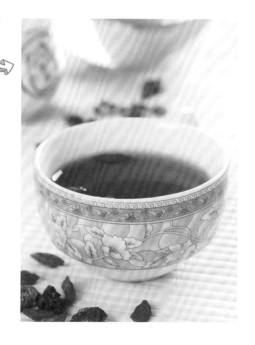

人参

预防心脑血管并发症

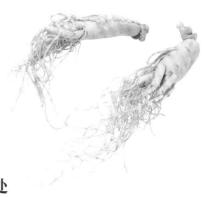

人参中含有一种肽类物质，不仅能辅助降低血糖、控制脂肪分解，还能调节脂质代谢有关的激素。

💧 对并发症的益处

人参能够改善心脏功能，对预防糖尿病并发高血压、冠心病、动脉粥样硬化有一定的作用。此外，人参还能降低血液中胆固醇的含量，预防心脑血管并发症。

控糖食疗方

人参茯苓二米粥

【材料】人参1克，茯苓10克，淮山30克，小米、大米各15克。

【做法】①人参、茯苓、淮山分别洗净，焙干，研末；小米洗净，提前浸泡一段时间，捞出；大米洗净。②小米、大米放入砂锅中，加水煮沸，加入药粉，小火煮至粥熟。

【食法】佐餐食用。

【功效】调节血糖，适合糖尿病并发心脑血管疾病患者食用。

人参煮梨

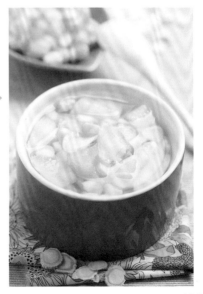

【材料】人参1.5克，梨1个，冬瓜100克，玉米粒60克。

【做法】①人参润透，切薄片；玉米粒洗净；梨去皮、核，洗净，切块；冬瓜去皮、瓤，切块。②上述食材放入砂锅中，加水，大火煮沸，改小火煮35分钟即可。

【食法】每日1次，早餐单独食用。

【功效】润肺除热，调节血糖，适合有肺部并发症的糖尿病患者食用。

地黄

增强胰岛素敏感性

控糖关键点：梓醇

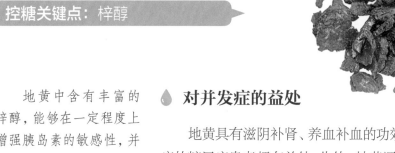

地黄中含有丰富的梓醇，能够在一定程度上增强胰岛素的敏感性，并对糖尿病患者的胰岛素抵抗有改善作用。

💧 对并发症的益处

地黄具有滋阴补肾、养血补血的功效。对有肾病并发症的糖尿病患者颇有益处。此外，地黄还有促进血液凝固的功能，可以加快糖尿病患者伤口愈合。

控糖食疗方

地黄麦冬煮白鸭

【材料】生地黄、麦冬各15克，白鸭1只，料酒、姜、盐各适量。

【做法】①生地黄洗净；麦冬洗净；白鸭去毛、内脏和爪，洗净；姜洗净，切片。②生地黄、麦冬、白鸭、料酒、姜一同放入砂锅内，加水，大火煮沸，改小火炖煮45分钟，加盐调味即可。

【食法】每日1次，佐餐食用。

【功效】滋阴养胃，降低血糖，适合糖尿病并发胃部疾病的患者食用。

地黄麦冬炖淡菜

【材料】生地黄、麦冬各15克，淡菜100克，料酒、姜片、盐、植物油各适量。

【做法】①生地黄、麦冬分别洗净；生地黄切片。②生地黄片、麦冬、淡菜、料酒、姜片一同放入砂锅内，加水，大火煮沸，小火炖煮35分钟，加盐、植物油调味即可。

【食法】每日1次，佐餐食用。

【功效】补肝肾，降血糖，适合有肝肾并发症的糖尿病患者食用。

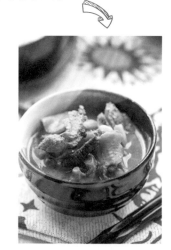

枸杞子

提高胰岛细胞的抗氧化能力

枸杞子中含有多糖类物质，它能够提高胰岛细胞的抗氧化能力，对胰岛细胞有很好的保护作用。

💧 对并发症的益处

枸杞子含有多种维生素，尤其富含类胡萝卜素，有保护眼睛及其周围神经系统的功能，能够帮助糖尿病患者预防眼部并发症。

控糖食疗方

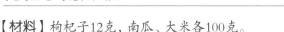

枸杞子黄精炒大白菜

【材料】枸杞子30克，黄精25克，大白菜400克，料酒、葱段、姜、植物油、盐各适量。

【做法】①枸杞子洗净；黄精洗净，切薄片；大白菜洗净，切小段；姜洗净，切片。②油锅烧热，下葱段、姜片爆香，加入大白菜段、料酒、黄精片、枸杞子炒熟，加盐调味即可。

【食法】每日1次，佐餐食用。

【功效】清火明目，降低血糖，适合糖尿病并发眼病患者食用。

枸杞子南瓜饭 👉

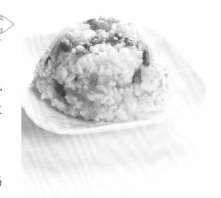

【材料】枸杞子12克，南瓜、大米各100克。

【做法】①枸杞子洗净；南瓜洗净，去皮、瓤，切成小块；大米洗净。②大米、枸杞子、南瓜块一同放入电饭煲内，加适量水，米饭煲熟即可。

【食法】每日1次，当主食，每次50克。

【功效】补肾明目，适合糖尿病并发眼病以及肾病的患者食用。

玉竹

增加胰岛素敏感性

控糖关键点：多糖、甲醇提取物

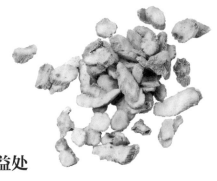

玉竹质润多液，其多糖和甲醇提取物可增加胰岛素的敏感性，消除胰岛素抵抗，平稳控制血糖。

💧 对并发症的益处

玉竹能养阴润燥，润肠通便，适用于糖尿病并发便秘的患者。同时，玉竹还适用于有肺胃阴伤，咽干咳嗽症状的糖尿病患者。

控糖食疗方

玉竹煲兔肉

【材料】玉竹20克，香菇15克，兔肉150克，西芹50克，鸡汤、料酒、葱段、姜汁、盐各适量。

【做法】①玉竹洗净；西芹洗净，切段；香菇提前浸泡一段时间，洗净，去蒂，对半切开；兔肉洗净，切块。②将上述材料放入砂锅中，加鸡汤、葱段、姜汁，大火煮沸；放入料酒、盐，再改成小火煲1小时即成。

【食法】每日1次，佐餐食用，每次吃兔肉80克左右。

【功效】润肺生津、止烦渴，减轻糖尿病患者临床症状。

山药玉竹炖白鸽

【材料】山药、玉竹各20克，白鸽1只，盐、葱段、姜片各适量。

【做法】①白鸽去毛、内脏，洗净。②与两味中药、葱段、姜片共煮，加盐调味。

【食法】佐餐食用。

【功效】滋阴益肾、清热祛湿，适用于口渴、气短乏力的糖尿病患者。

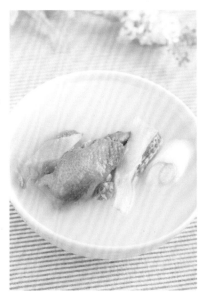

黄连

改善糖尿病患者
凝血异常

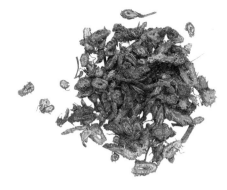

控糖关键点：黄连素

黄连中的黄连素是抗菌成分，对2型糖尿病具有很好的治疗效果，可以有效改善糖尿病的"三多"症状。

💧 对并发症的益处

黄连中的黄连素还有抗血小板聚集的作用，可帮助糖尿病患者调节血脂，有利于改善糖尿病患者的凝血异常和血脂紊乱。

控糖食疗方

山药黄连茶

【材料】山药30克，黄连3克。

【做法】①将山药、黄连分别洗净，山药去皮。②山药、黄连捣碎后放入保温瓶中，冲入适量沸水，盖盖闷20分钟即可。

【食法】当茶饮用。

【功效】清热祛湿，补益脾胃，主治糖尿病口渴、尿多、易饥饿等症状。

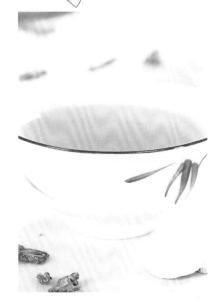

姜连散

【材料】姜120克，黄连30克，绿茶适量。

【做法】①姜洗净，切小丁，榨汁；黄连研成粉末；绿茶用温开水冲泡。②锅烧热，小火炒黄连并加姜汁拌匀，以干为度。

【食法】每次服6克，用绿茶泡水送下，每日3次。

【功效】降糖消炎，有益于糖尿病患者伤口愈合。

葛根

保护心脑血管

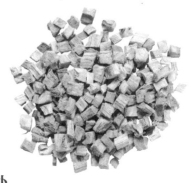

控糖关键点：黄酮类物质

葛根中含有的黄酮类物质具有一定的解热、降血脂、降血压、降血糖的功效，能够帮助糖尿病患者平衡血糖。

💧 **对并发症的益处**

葛根中黄酮类物质具有非常广泛的药理作用，对心脑血管、中枢神经系统都有一定的保护作用，可以预防糖尿病并发心脑血管疾病。

控糖食疗方

葛根大米粥

【材料】葛根30克，大米50克。

【做法】①葛根研成粉末；大米洗净。②大米和葛根粉搅拌均匀后，按常法熬粥即可。

【食法】每日1次。

【功效】清热生津、除烦止渴，适用于肺阴型糖尿病患者。

淮山葛根糊

【材料】淮山200克，葛根200克，天花粉100克，罗汉果10克（每次）。

【做法】①淮山、葛根、天花粉混合研磨成粉末。②每次将罗汉果煎水取汁，加50克药粉混成糊状。

【食法】每日2次，每次取50克。

【功效】适用于糖尿病并发心脑血管疾病患者。

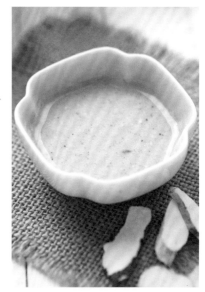

桔梗
辅助降血糖

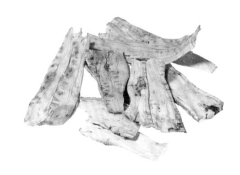

桔梗中的桔梗皂苷可通过促进已损伤的胰岛细胞修复来促进胰岛素的分泌，具有较为明显的降糖效果。同时，桔梗能缓解糖尿病患者口渴、多尿的症状。

💧 对并发症的益处

桔梗除了能辅助降血糖，还能帮助糖尿病患者抑制胃液分泌和抗溃疡，适合糖尿病并发胃部疾病的患者。

控糖食疗方

桔梗三丝

【材料】鲜桔梗100克，黄瓜、胡萝卜各50克，盐、香油各适量。

【做法】①黄瓜洗净，切丝；胡萝卜去皮，洗净，切丝。②鲜桔梗洗净，撕丝，和黄瓜丝、胡萝卜丝及调料一起拌匀即可。

【食法】佐餐食用。

【功效】消除烦渴，缓解糖尿病患者口渴多饮的症状。

桔梗冬瓜汤

【材料】桔梗5克，冬瓜150克，盐、香油各适量。

【做法】①桔梗洗净备用；冬瓜去瓤，洗净，切块。②砂锅倒入适量水置于火上，放入桔梗和冬瓜块煮至熟透，加盐调味，淋上香油即可。

【食法】佐餐食用。

【功效】宣肺止咳，适合有肺结核的糖尿病患者食用。

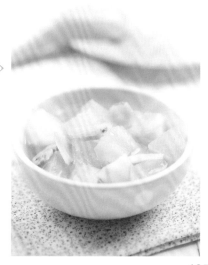

黄芪

改善糖耐量异常

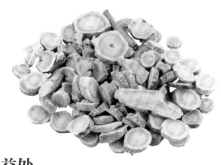

控糖关键点：黄芪多糖

　　黄芪中含有黄芪多糖，既可以防治低血糖，又能预防高血糖，具有双向调节血糖、改善糖耐量异常的作用。

💧 对并发症的益处

　　黄芪入药有改善毛细血管功能和防止血压过高的效用，可以帮助糖尿病患者预防心脑血管并发症。还能帮助患者减少腹部脂肪，适合并发肥胖症的糖尿病患者。

控糖食疗方

黄芪红薯叶冬瓜汤

【材料】黄芪20克，鲜红薯叶50克，冬瓜100克，盐适量。

【做法】①冬瓜去瓤不去皮，洗净，切块；黄芪润透；红薯叶洗净，切段。②将黄芪、冬瓜块放入砂锅中，加水，大火煮沸，改小火炖煮45分钟，加红薯叶煮熟，加盐调味即可。

【食法】每日1次，吃冬瓜、红薯叶，喝汤；单食。

【功效】利水消肿，适合多饮、水肿的糖尿病患者食用。

黄芪炖母鸡

【材料】黄芪、山药各30克，母鸡1只，酱油、料酒、盐各适量。

【做法】①母鸡洗净，放入锅中，加黄芪、料酒及酱油，加适量水，煮至八成烂，再放入山药煮烂。②去黄芪，加盐调味，吃山药和鸡肉。

【食法】佐餐食用。

【功效】补肾滋阴，益肝明目，适合合并肾病患者食用。

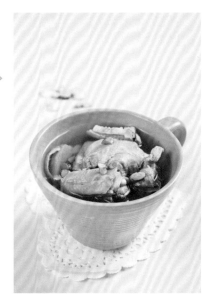

灵芝

辅助降低空腹血糖

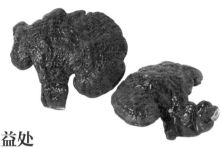

灵芝中的多糖能够辅助降低糖尿病患者的空腹血糖，改善患者的糖耐量异常，增加血清胰岛素浓度。

💧 对并发症的益处

灵芝能够在一定程度上增加糖尿病患者体内红细胞的摄氧能力，帮助糖尿病患者降血脂，是糖尿病合并心脑血管疾病的良药。

控糖食疗方

灵芝银耳羹

【材料】灵芝9克，干银耳6克。

【做法】①干银耳泡发，去蒂，洗净，与灵芝一起入锅。②加适量水，小火炖3小时，去除灵芝残渣。

【食法】分3次服用。

【功效】安神止咳。

灵芝山药粥

【材料】灵芝15克，山药30克，小米粉适量。

【做法】①灵芝洗净、切片；山药洗净，去皮，切块；小米粉加水和成糊。②山药块和灵芝片一同放入砂锅中，加水煮沸，倒入小米糊煮熟即可。

【食法】适量食用。

【功效】益气，降血糖。

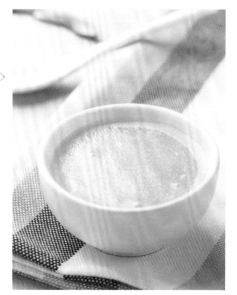

197

知母

减轻口渴症状

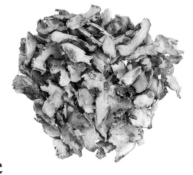

知母含有多种皂苷类物质、胆碱、烟酸等，可以让肝糖原的含量下降，从而起到降血糖的作用，帮助糖尿病患者平稳血糖。

 对并发症的益处

知母能够润肠通便，可以辅助预防糖尿病并发便秘。知母还具有润肺和消渴的功效，能帮助糖尿病患者保护肺部以及减轻糖尿病临床症状。

控糖食疗方

人参知母茶

【材料】知母15克，人参须5克。

【做法】锅中加适量水煮沸，然后加入人参须、知母，煎煮约30分钟。

【食法】代茶饮用。

【功效】补气清热，适合肺部并发症患者。

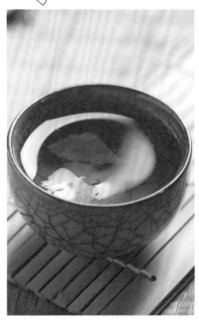

山药知母煎剂

【材料】山药30克，生黄芪、知母各15克，五味子10克。

【做法】①山药洗净，去皮。②所有药材浸泡1小时，与山药入锅，加水煎煮，连煎2次。

【食法】药液混合后分上、下午服用。

【功效】用于糖尿病肺热津伤、口渴多饮者。

第五章

不用算照着吃的
控糖带量食谱

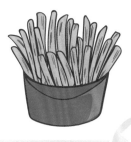

1200~1300千卡一日三餐食谱

推荐一（13~15食物交换份）

早餐　约400千卡（4.5食物交换份）

莲子粥（莲子10克，薏米5克，鲜玉米粒30克）…………… 🥣 1小茶盅

杂粮馒头（杂粮面粉40克） 🍞 0.5拳头

拍黄瓜（黄瓜200克） 🥒 1半握拳

纯牛奶（170毫升） 🥣 1小茶盅

加餐　圣女果6个（50克）

午餐　约450千卡（5食物交换份）

全麦饭（大麦、荞麦、燕麦、小麦、大米各10克）…………… 🥣 1小茶盅

茄子炒苦瓜（茄子150克，苦瓜50克，植物油5克） 🥘 1半握拳

红烧鸡块（鸡肉100克，植物油5克） ✋ 1掌背

加餐　橘子 1个（100克），栗子2个（20克）

晚餐　约400千卡（4.5食物交换份）

玉米沙拉（鲜玉米粒150克，低脂沙拉酱20克，青椒、红椒、洋葱各20克）

………… 🍞 0.5拳头

香菇炒肉片（香菇80克，瘦猪肉50克，植物油5克） 🍞 0.5拳头

推荐二（13~15食物交换份）

早餐　约400千卡（4.5食物交换份）

草莓燕麦片（燕麦片、草莓各50克）⋯⋯⋯⋯⋯⋯⋯⋯⋯⋯⋯⋯　3小茶盅

水煮鸡蛋（鸡蛋50克）⋯⋯⋯⋯⋯⋯⋯⋯⋯⋯⋯⋯⋯⋯⋯⋯⋯　1个

蒜泥茄子（茄子200克，植物油5克，蒜末适量）⋯⋯⋯⋯⋯⋯　1半握拳

加餐　火龙果0.25个（80克）

午餐　约450千卡（5食物交换份）

二米饭（小米15克，大米35克）⋯⋯⋯⋯⋯⋯⋯⋯⋯⋯⋯⋯⋯　1小茶盅

肉末炒豇豆（肉末70克，豇豆200克，植物油5克）⋯⋯⋯⋯⋯　1半握拳

加餐　猕猴桃1个（80克），核桃2个（20克）

晚餐　约400千卡（4.5食物交换份）

猪肉水饺（瘦猪肉60克，面粉50克）⋯⋯⋯⋯⋯⋯⋯⋯⋯⋯⋯　8个

芝麻拌菠菜（菠菜150克，黑芝麻10克，香油5克）⋯⋯⋯⋯⋯　1半握拳

1400~1500千卡一日三餐食谱

早餐　约450千卡（5食物交换份）

西洋参小米粥（西洋参3克，小米25克）·················· 1小茶盅

小笼包（小麦粉25克，猪瘦肉30克）·················· 4个

凉拌紫甘蓝（紫甘蓝100克，香油5克）·················· 1掌背

芦笋炒鸡蛋（芦笋100克，鸡蛋30克，植物油3克）·················· 1掌背

加餐　柚子肉1瓣（50克）

午餐　约550千卡（6食物交换份）

凉拌莜麦面（莜麦面粉、黄瓜丝各50克，蒜苗、香菜各20克）·················· 1小饭碗

鲜橙一碗香（橙子50克，青鱼100克，西蓝花、胡萝卜、香菇各10克，植物油5克）

·················· 1半握拳

菊花胡萝卜汤（菊花6克，胡萝卜100克，植物油2克）·················· 1小饭碗

加餐　炒花生仁1小把（10克）

晚餐　约450千卡（5食物交换份）

荞麦面疙瘩（荞麦面粉75克，胡萝卜、南瓜各50克，植物油2克）·················· 1小饭碗

西红柿鸡蛋汤（西红柿100克，鸡蛋1个，植物油3克）·················· 2小饭碗

推荐二（16~17食物交换份）

早餐　约450千卡（5食物交换份）

小米胡萝卜粥（小米、燕麦各10克，胡萝卜30克，枸杞子3克） …… 1小茶盅

白面馒头（面粉75克） …… 1拳头

什锦鹌鹑蛋（鹌鹑蛋6个，木耳、豆腐各15克，植物油4克） …… 1半握拳

加餐　苹果0.5个（50克）

午餐　约550千卡（6食物交换份）

白菜猪肉饺子（猪肉50克，白菜100克，小麦粉75克） …… 12个

酸辣黄瓜（黄瓜150克，胡萝卜50克，香油4克） …… 1半握拳

桔梗冬瓜汤（桔梗2克，冬瓜100克，植物油3克） …… 1小茶盅

红烧鸡翅（鸡翅50克） …… 1个

加餐　橙子1个（120克）

晚餐　约450千卡（5食物交换份）

香菇薏米粥（薏米10克，大米15克，香菇5克） …… 1小茶盅

白面馒头（面粉40克） …… 0.5拳头

蒜蓉西蓝花（西蓝花200克，蒜蓉、植物油各5克） …… 1半握拳

香菇鸡片（鸡胸肉60克，鲜香菇25克，植物油5克） …… 1掌背

1600~1700千卡一日三餐食谱

推荐一（18~19食物交换份）

早餐　约500千卡（5.5食物交换份）

番石榴芹菜豆浆（番石榴50克，芹菜20克，黄豆25克）—— 2小茶盅

杂粮馒头（杂粮面粉110克）—— 1.5拳头

凉拌莴笋（莴笋200克，红椒10克，香油5克）—— 1半握拳

加餐　西瓜子1小把（15克）

午餐　约650千卡（7食物交换份）

二米饭（小米25克，大米50克）—— 1.5小茶盅

鸽肉木耳汤（鸽子肉50克，水发木耳25克，植物油3克）—— 1小饭碗

洋葱牛肉卷（牛肉70克，洋葱50克，青椒、红椒各10克，香油4克） 1掌背

加餐　猕猴桃1个（100克）

晚餐　约500千卡（5.5食物交换份）

鲜玉米棒（玉米棒160克）—— 1根

米饭（大米50克）—— 1小茶盅

海鲜炒蔬菜（圆白菜150克，虾仁100克，洋葱50克，植物油5克） 1半握拳

西红柿炒鸡蛋（西红柿100克，鸡蛋1个，植物油3克） 1掌背

推荐二（18~19食物交换份）

早餐　约500千卡（5.5食物交换份）

樱桃西米粥（西米25克，樱桃10克）⋯⋯⋯⋯⋯⋯⋯⋯⋯⋯ 🥣 **1小茶盅**

白面馒头（面粉75克）⋯⋯⋯⋯⋯⋯⋯⋯⋯⋯⋯⋯⋯⋯⋯ ✊ **1拳头**

凉拌马齿苋（马齿苋200克，香油5克）⋯⋯⋯⋯⋯⋯⋯⋯ ✋ **1半握拳**

水煮鸡蛋（鸡蛋60克）⋯⋯⋯⋯⋯⋯⋯⋯⋯⋯⋯⋯⋯⋯⋯ ⬭ **1个**

加餐　草莓8个（100克）

午餐　约650千卡（7食物交换份）

豆腐馅饼（小麦粉75克，豆腐60克，白菜40克，植物油3克）

🖐🖐🖐 **3掌背**

西洋参山楂炖乌鸡（乌鸡肉150克，山楂、西洋参各10克）⋯ 🥣 **1小饭碗**

素烧茄子（茄子200克，植物油5克）⋯⋯⋯⋯⋯⋯⋯⋯⋯ ✋ **1半握拳**

加餐　南瓜子1小把（10克）

晚餐　约500千卡（5.5食物交换份）

红豆饭（红豆30克，大米45克）⋯⋯⋯⋯⋯⋯⋯⋯⋯⋯⋯ 🥣 **1小茶盅**

萝卜牛肉汤（白萝卜100克，牛肉50克，植物油3克）⋯⋯ 🥣 **1小饭碗**

牡蛎油菜（牡蛎、油菜各100克，植物油3克）⋯⋯⋯⋯⋯ 🖐 **1掌背**

1800~1900千卡一日三餐食谱

推荐一（20~21食物交换份）

早餐 约550千卡（6食物交换份）

山药茯苓粥（山药片、大米各20克，茯苓适量）·········· 1小茶盅

凉拌荞麦面（荞麦面条65克，鸡蛋1个，植物油3克）·········· 1小饭碗

双耳炒黄瓜（木耳、银耳各5克，黄瓜100克，植物油3克）·········· 1半握拳

加餐 苹果1个（100克）

午餐 约700千卡（8食物交换份）

薏米红豆糙米饭（薏米、红豆各25克，糙米50克）·········· 1小饭碗

五香驴肉（驴肉75克，香油2克）·········· 1掌心

凉拌菠菜（菠菜200克，植物油4克）·········· 1半握拳

木瓜烧带鱼（带鱼100克，木瓜40克，植物油3克）·········· 1半握拳

加餐 山楂金银花茶1小茶盅（山楂15克）

晚餐 约550千卡（6食物交换份）

玉米面发糕（玉米面、小麦粉各40克）·········· 2拳头

凉拌秋葵（秋葵200克，香油2克）·········· 1半握拳

鲫鱼炖豆腐（鲫鱼150克，豆腐100克，植物油5克）·········· 1小茶盅

推荐二（20~21食物交换份）

早餐 　约550千卡（6食物交换份）

玉米豌豆胡萝卜丁（熟玉米粒、熟豌豆、胡萝卜各25克，松子仁10克，植物油5克）

　　1小茶盅

白面馒头（面粉75克）　　　　　　　　　　　　　1拳头

水煮鸡蛋（鸡蛋60克）　　　　　　　　　　　　　1个

五色沙拉（紫甘蓝、圣女果、生菜、黄椒、洋葱各50克，无糖酸奶4调匙）

　　1半握拳

加餐　鸭梨1个（100克）

午餐 　约700千卡（8食物交换份）

燕麦面条（燕麦面条100克，黄瓜丝、白萝卜丝各50克，香油5克）

　　1小饭碗

驴肉山药汤（驴肉100克，山药30克，植物油5克）　　1小茶盅

清蒸三文鱼（三文鱼100克，洋葱50克，香菇25克）　　1掌背

加餐　杏仁1小把（15克）

晚餐 　约550千卡（6食物交换份）

爆黄鳝面（黄鳝200克，青菜50克，粗粮面条80克，植物油5克）

　　3小茶盅

苦瓜炒胡萝卜（苦瓜、胡萝卜各100克，植物油5克）　　1半握拳

2000~2100千卡一日三餐食谱

推荐一（22~23食物交换份）

早餐 约600千卡（7食物交换份）

荞麦凉面（荞麦面条100克，海带15克，熟芝麻5克，植物油3克）…… 🥣 1小饭碗

枸杞子黄豆浆（黄豆15克，枸杞子10克）…… 🥣 1小饭碗

水煮鸡蛋（鸡蛋60克）…… ⬭ 1个

加餐 苹果1个（100克）

午餐 约800千卡（9食物交换份）

柠檬鸡肉意面（柠檬2片，意面、鸡肉各100克，植物油5克）…… 🥣 1小饭碗

萝卜牛肉汤（白萝卜、牛肉各100克，植物油3克）…… 🥣 1小饭碗

秋葵沙拉（秋葵200克，低脂沙拉酱20克）…… 🖐 1半握拳

加餐 松子1小把（10克）

晚餐 约600千卡（7食物交换份）

黑米党参山楂粥（党参10克，山楂5克，黑米50克）…… 🥣 1小饭碗

菠菜鸡蛋饺子（菠菜25克，鸡蛋1个，小麦粉50克）…… 🥟 8只

柠檬煎鳕鱼（鲫鱼150克，豆腐100克，柠檬半个）…… ✋ 1掌心

凉拌空心菜（空心菜200克，香油5克）…… 🖐 1半握拳

推荐二（22~23食物交换份）

早餐 约600千卡（7食物交换份）

燕麦馒头（燕麦面粉110克）.. 1.5拳头

黑米花生浆（黑米10克，花生仁5克）............................ 1小饭碗

煎西红柿（西红柿200克，面包粉30克，芹菜10克，植物油5克）.... 1半握拳

酱牛肉（牛肉50克，植物油2克）.................................... 1掌心

加餐　橙子1个（120克）

午餐 约800千卡（9食物交换份）

炒莜面鱼儿（莜面、胡萝卜各50克，鸡蛋1个，香菇、莴笋、芦笋、植物油各5克）.........

1半握拳

翡翠鲤鱼（鲤鱼100克，植物油3克）.............................. 1掌心

凉拌菠菜（菠菜200克，香油5克）.................................. 1半握拳

加餐　开心果1小把（15克）

晚餐 约600千卡（7食物交换份）

鲜玉米棒（玉米棒160克）.. 1根

二米饭（大米50克，小米25克）.................................... 1.5小茶盅

白菜炒肉（白菜250克，猪瘦肉60克，胡萝卜10克，植物油5克）.... 1半握拳

2200~2300千卡一日三餐食谱

早餐　约750千卡（8食物交换份）

荞麦面饼（荞麦面粉50克，鸡蛋1个，植物油5克）　　2掌背

西洋参小米粥（西洋参6克，小米50克）　　1小饭碗

秋梨三丝（海蜇头、秋梨各50克，芹菜100克，香油2克）　　1半握拳

荠菜拌香干（香干65克，荠菜150克，香油3克）　　1半握拳

加餐　桃子1个（100克）

午餐　约900千卡（10食物交换份）

全麦饭（大麦、荞麦、燕麦、小麦、大米各10克）　　1小饭碗略多

鲫鱼炖豆腐（鲫鱼100克，豆腐150克，植物油5克）　　1小饭碗

蒜蓉炒生菜（生菜250克，植物油5克，蒜蓉适量）　　1半握拳

西红柿炒鸡蛋（西红柿100克，鸡蛋1个，植物油2克）　　1掌背

加餐　杏仁1小把（10克）

晚餐　约600千卡（7食物交换份）

小米贴饼（小米100克，黄豆粉25克，植物油5克）　　4掌背

魔芋冬瓜汤（魔芋、冬瓜各100克，海米10克，植物油5克）　　1小饭碗

海带拌黄瓜（海带15克，黄瓜150克，圣女果50克，香油2克）　　1半握拳

第六章

常见并发症
饮食原则

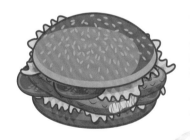

并发高血压：严格控制盐摄入量

糖尿病和高血压被称为同源性疾病，它们无论从病因、互相影响还是危害上都存在共通性，常常合并发生。早期有时可能会有头痛、头晕、眼花或失眠等高血压症状，时间久了血压会持续升高，可能出现心、肾等人体重要器官受损。

每日盐摄入量不超过5克

目前公认，盐摄入过量会引发高血压。普通人每天盐的摄入量应控制在6克以内，而糖尿病合并高血压患者则每日不超过5克；如果有水肿等问题，则应不超过3克。每日饮食中，酱油、咸菜、酱豆腐等里面的盐分，也要算入食盐总量。

用钾盐替代钠盐，增加钾元素的摄入

用钾盐替代钠盐可增加钾的摄入。减少钠的摄入，有利于血压控制。同时，要多吃富含钾的食物。一般瘦肉、蔬菜和水果中都含有丰富的钾，糖尿病患者可根据自身情况来进行选择（肾功能不全、高钾血症患者除外）。

推荐食物清单	
食物种类	推荐食物
果蔬类	橘子、苹果、胡萝卜、芹菜、菠菜、荠菜、茼蒿、茭白、西红柿等
谷豆薯类	玉米、燕麦、黄豆、绿豆、红豆、红薯等
肉蛋奶类	猪瘦肉、脱脂牛奶、牛肉、兔肉、鸭肉、鸡肉等
水产、菌藻类	海蜇、海参、青鱼、带鱼、鲫鱼、银耳、木耳、香菇、海带等
其他	花生油、黄豆油、菜子油、橄榄油、大蒜等

并发高脂血症：限制脂肪的摄入

轻度高脂血症通常不会产生任何不舒服的感觉；较严重时会出现头晕目眩、头痛、胸闷、气短、心慌、胸痛、乏力、肢体麻木等症状，最终会导致冠心病、脑卒中等严重疾病。

烹调多用植物油

橄榄油中含有丰富的单不饱和脂肪酸，能够帮助减少人体内的胆固醇、甘油三酯，对糖尿病并发高脂血症患者有益。菜子油中也含有丰富的单不饱和脂肪酸，适合糖尿病并发高脂血症患者食用。

主食要控制，但每日不少于180克

糖尿病并发高脂血症患者每日的主食摄入量需不少于180克，以防止碳水化合物缺乏症和低血糖。但是，对糖尿病并发高脂血症患者来说，摄入一定量主食的同时，还要保证蔬菜的充足摄入，确保膳食纤维、维生素、矿物质的均衡。

推荐食物清单	
食物种类	**推荐食物**
果蔬类	山楂、木瓜、苹果、猕猴桃、西红柿、芹菜、甜椒、黄瓜、南瓜、菜花、莴笋、洋葱、马齿苋等
谷豆薯类	燕麦、莜麦、红豆、黄豆豆浆、紫薯等
肉蛋奶类	鸽肉、猪瘦肉、蛋清、脱脂牛奶、兔肉等
水产、菌藻类	带鱼、金枪鱼、沙丁鱼、木耳、银耳、香菇、草菇、鸡腿菇、海带等
其他	植物油、大蒜等

并发痛风：禁食高嘌呤食物

痛风是由嘌呤代谢紊乱导致的血尿酸增加，从而引起机体损伤的全身性疾病，主要表现为反复发作的关节疼痛，糖尿病并发痛风的急性发作期会表现为关节有明显的红、肿、热、痛症状。

严格限制摄入高嘌呤食物

严格限制食用高嘌呤的动物内脏、海产品和肉类。蔬菜、豆类及豆制品与高尿酸血症及痛风发作无明显相关性。鼓励患者多食用新鲜蔬菜，适量食用豆类及豆制品（肾功能不全者须在专科医生指导下食用）。

避免吃炖肉、喝肉汤

若想吃荤食时，可将肉煮熟，只吃肉而不喝汤。也可在烹调时，先用水汆一下肉，这样嘌呤含量会减少。尽量避免吃炖肉或卤肉。

禁酒，尤其是啤酒

酒精可以通过一系列的代谢过程及代谢产物来增加尿酸的生成或减少尿酸的排泄。饮酒是痛风发作的独立危险因素，它不需要与其他因素合作发生作用。例如，无论体重正常还是超重，无论血糖正常还是有糖尿病，只要喝酒太多，都会导致痛风发作的风险增加。特别是啤酒，啤酒在发酵过程中使用了大量的啤酒酵母，这些啤酒酵母含有大量嘌呤成分。虽然啤酒的酒精度不算高，但诱发痛风的风险较大。

推荐食物清单	
食物种类	**推荐食物**
果蔬类	木瓜、苹果、橘子、桃子、大白菜、胡萝卜、黄瓜、芹菜、西红柿、茄子、圆白菜、南瓜、冬瓜、丝瓜等
谷豆薯类	玉米、馒头、红薯等
肉蛋奶类	瘦肉、鸡蛋、脱脂牛奶等
水产、菌藻类	海蜇、海参等
其他	菜子油、橄榄油等

并发脂肪肝：每日总热量要控制好

糖尿病并发脂肪肝多见于有肥胖、血脂异常、高血压的患者。轻度糖尿病并发脂肪肝大多没有明显症状，若血糖得不到合理控制，随着病情的加重会出现上腹不适、厌食、腹胀、呕吐，甚至肝脏肿大等症状。

严格限制总热量摄入

建议每天饮食摄入的总热量为20~25千卡/千克体重。在总热量范围内，可以增加全谷类及膳食纤维的摄入。一日三餐定时适量，严格控制晚餐的热量和晚餐后进食行为。

严格限制饱和脂肪酸的摄入

脂肪含有很高的热量，摄入过多的脂肪很容易造成体重超标，同时饱和脂肪酸还会增加血脂。所以，在适量摄入脂肪的前提下，应多选择富含不饱和脂肪酸的食物，不吃或少吃饱和脂肪酸、反式脂肪酸及胆固醇高的食物。

含脂肪，特别是饱和脂肪酸高的食物有肥肉及油炸食品、奶油、黄油及其制品。含胆固醇高的食物有蛋黄、鱼子、蟹黄、动物内脏等。含反式脂肪酸高的食物有各种含人造黄油及人造奶油的食物（曲奇饼、蛋黄派等）、高温油炸食物（薯条、薯片等）。

禁酒

对脂肪肝患者来说，戒酒是毋庸置疑的。酒精被摄入后，90%以上由肝脏代谢。酒精在肝脏内代谢为乙醛，会对肝脏产生很大的损害，加速脂肪肝转向肝硬化和肝癌。

推荐食物清单	
食物种类	**推荐食物**
果蔬类	苹果、猕猴桃、柚子、橘子、梨、菜花、西葫芦、芹菜、白萝卜、黄瓜、黄豆芽、竹笋、苦瓜、丝瓜、冬瓜等
谷豆薯类	莜麦、玉米、黄豆、紫薯等
肉蛋奶类	瘦肉、脱脂牛奶、蛋清等
水产、菌藻类	泥鳅、黄鳝、鲫鱼、黄鱼、裙带菜等
其他	橄榄油、菜子油、茶油、大蒜、姜等

并发冠心病：一定要戒烟

早期无任何症状，随着病情进一步发展，冠状动脉供血不足，就会出现心绞痛、心肌梗死、心力衰竭和心律失常等症状。糖尿病患者若出现憋气、心律不齐、腹痛、恶心、头晕、抽搐等症状时，应警惕并发冠心病，要及早去医院诊治。

戒烟是重要的治疗措施之一

吸烟有害健康，对糖尿病患者及血脂高的人危害更大。因为吸烟会增加血管动脉粥样硬化程度，使心率和血压升高，增加患冠心病的风险。所以，对吸烟的糖尿病患者而言，戒烟是防治并发冠心病的重要措施之一。

减少薯片等反式脂肪酸类食物的摄入

反式脂肪酸主要是在食品加工过程中产生的，主要存在于薯片、蛋糕、饼干等食物中。摄入过多的反式脂肪酸会损伤血管内皮，使胆固醇等脂质更容易沉积在血管内膜损伤处，从而诱发冠心病。

有研究认为，单不饱和脂肪酸具有降低甘油三酯和胆固醇的作用，对预防心脑血管疾病有一定的益处。橄榄油、亚麻子油、核桃油等富含单不饱和脂肪酸。

限制胆固醇含量高的食物

尽管新版的《中国居民膳食指南》取消了对食物摄取胆固醇的限制，但糖尿病患者仍然不能从食物中摄入过多的胆固醇。因为糖尿病患者体内胆固醇水平的调节功能受损，从食物中摄入过量的胆固醇不会给健康带来益处。蛋黄、鱼子、蟹黄、动物内脏等，这些食物中含有较多的胆固醇，应该限制食用。

推荐食物清单	
食物种类	推荐食物
果蔬类	草莓、猕猴桃、苹果、石榴、洋葱、甜椒、白萝卜、冬瓜、空心菜、大白菜、菠菜等
谷豆薯类	燕麦、玉米、黑米、荞麦、黄豆、豆腐、豆浆、红薯等
肉蛋奶类	瘦肉、脱脂奶、蛋清等
水产、菌藻类	鲤鱼、金枪鱼、鳕鱼、香菇、猴头菇、木耳、银耳、紫菜、海带等
其他	大蒜、栗子、莲子、核桃等

糖尿病眼病：多吃高膳食纤维的蔬菜

糖尿病患者会出现白内障、青光眼、屈光改变及眼肌神经损伤等症；有时还会伴发急性虹膜睫状体炎，此症状多见于青少年糖尿病患者。此外，糖尿病还会引起复视、眼肌麻痹、角膜溃疡、角膜知觉减退等并发症。

多食新鲜蔬菜和高膳食纤维食物

便秘会导致眼压升高，糖尿病眼病患者要多食用富含维生素的新鲜蔬菜以及富含膳食纤维的食物，防止便秘。

额外补充营养素

补充DHA和EPA：DHA（二十二碳六烯酸）和EPA（二十碳五烯酸）是构成视网膜神经组织的重要脂类物质，同时有助于保护血管健康，糖尿病眼病患者可以通过食用鱼油来补充DHA和EPA。

补充维生素A及β-胡萝卜素：维生素A又名视黄醇，是保护视力健康不可或缺的维生素，严重缺乏维生素A会导致失明，维生素A在动物肝脏中含量丰富。β-胡萝卜素本身不具备上述作用，但它可以在人体内转变成维生素A，从而发挥维生素A的作用，保护视力。

口服叶黄素咀嚼片：叶黄素是类胡萝卜素的一种，也是构成人眼视网膜黄斑区的主要色素。现代人较多使用电脑和手机，其屏幕产生较多蓝光，蓝光在所有能达到视网膜的可见光中能量最高，对黄斑区的损伤作用最强，而叶黄素可以起到滤除蓝光的作用，保护视网膜组织。

推荐食物清单	
食物种类	**推荐食物**
果蔬类	柚子、草莓、山楂、柠檬、苹果、猕猴桃、胡萝卜、南瓜、豌豆苗、荠菜、西红柿、菠菜、白萝卜、生菜、黄花菜、圆白菜等
谷豆类	玉米、荞麦、黑豆、黄豆等
肉蛋奶类	鸽肉、瘦肉、脱脂牛奶等
水产、菌藻类	黄鳝、牡蛎、沙丁鱼、泥鳅、鳕鱼、银耳、松茸、木耳等
其他	醋、香油、黄豆油、玉米油、花生油等

糖尿病足：补充B族维生素、维生素C

糖尿病足是糖尿病患者因合并神经病变及不同程度的下肢血管病变，而导致的下肢感染溃疡，是糖尿病较严重的、治疗费用较高的慢性并发症之一。轻者不能长时间走路、休息时出现疼痛，重者会出现足部坏死，俗称"烂脚"。

口服B族维生素补充剂

B族维生素能够预防神经病变，改善糖代谢，缓解糖尿病足患者的血糖状况以及足部神经功能，从而对糖尿病足起到缓解的作用。

每日1个西红柿，促进溃疡愈合

维生素C具有促进溃疡愈合的作用，每日1个西红柿，可以当水果吃，也可以做菜吃，既能够帮助维持血糖平衡，又对糖尿病足有益。除了膳食中维生素C的补充，糖尿病足患者还可以通过口服维生素C片来补充。

适量吃核桃或松子

足部血管病变是糖尿病足出现的一个主要原因。核桃和松子中富含维生素E，能保护血管，糖尿病足患者在每日总热量范围内可以适量吃点核桃或松子，来延缓足部并发症。

推荐食物清单	
食物种类	**推荐食物**
果蔬类	猕猴桃、芥蓝、西红柿、青椒、菜花、四季豆等
谷豆薯类	小米、黑米、黄豆、绿豆等
肉蛋奶类	鸡肉、鹌鹑、牛奶、鸡蛋等
水产、菌藻类	三文鱼、甲鱼、木耳等
其他	香油、榛子、核桃、松子等

并发便秘：增加膳食纤维的摄入

大约2/3的糖尿病患者都会遭遇便秘的困扰，糖尿病并发便秘一般是间歇性的，亦可表现为腹泻与便秘的交替出现。糖尿病并发便秘通常与患者肠动力不足有关，老年糖尿病患者的便秘常由肾虚所致。

每日蔬菜不少于600克

对糖尿病并发便秘的患者来说，每日蔬菜的食用量不能少于600克。可以适量多吃高膳食纤维的蔬菜，如芹菜、圆白菜、菠菜等，能够促进肠蠕动，进而缓解便秘的症状。

适当吃榛子等坚果

榛子营养多样，富含B族维生素和维生素C，同时还含有亚麻酸、亚油酸，可以通过和肠道中的双歧杆菌作用，帮助膳食纤维促进肠蠕动，进而有效缓解便秘的症状。

在主食中增加麦麸

糖尿病并发便秘的患者可以选用粗粮代替精制米面，也可以在主食中放入一定量的麦麸，一方面可以增加饱腹感，另一方面可以增加膳食纤维的摄入，扩充粪便的体积，缓解便秘的症状。

推荐食物清单	
食物种类	**推荐食物**
果蔬类	火龙果、苹果、猕猴桃、莴笋、莲藕、茄子、芹菜、圆白菜等
谷豆薯类	薏米、小米、燕麦、麦麸等
肉蛋奶类	蛋清、脱脂牛奶、瘦肉等
水产、菌藻类	鲤鱼、香菇、银耳、海带、木耳等
其他	核桃、杏仁、榛子等

并发肾病：低蛋白饮食

糖尿病引起的肾脏病变是糖尿病严重的并发症之一，也是造成糖尿病患者死亡的重要原因之一。临床特征为蛋白尿、渐进性肾功能损害、高血压、贫血、水肿、腰痛等，晚期会出现肾衰竭。

采用低蛋白饮食

糖尿病并发肾病患者早期每日蛋白质摄入量不超过总热量的15%，以优质蛋白质为主，以后根据肾功能的具体情况，控制每天蛋白质摄入量，每千克体重0.6~1.0克。相比于植物蛋白质，动物蛋白质更为优质，多食用动物蛋白质可以减少肾脏代谢的负担。

含钾量高的蔬菜先焯熟再食用

肾病患者容易出现血钾升高的情况，如果血钾高于正常值，就需要限制食物中钾的摄入量，以免增加肾脏排钾的负担。钾含量高的食物有土豆、山药、橘子、香蕉等，应避免选用。其他蔬菜也可以在食用之前用沸水焯一下，尽量减少钾的含量。

盐降至每日2克

糖尿病并发肾病患者应该严格控制盐的摄入量，以免病情恶化。轻微水肿、血压偏高的患者每日盐的摄入要少于2克。当患者有明显水肿和长期高血压时，要禁止食用盐，含盐的食物如酱油、小苏打等也包含在内。

推荐食物清单	
食物种类	**推荐食物**
果蔬类	梨、西瓜、苹果、木瓜、油麦菜、秋葵、西葫芦、大白菜、生菜、冬瓜、西蓝花等
谷豆薯类	玉米面、豆制品等
肉蛋奶类	蛋清、脱脂牛奶、牛肉、鸽肉、鸭肉等
水产、菌藻类	鲫鱼、黑鱼、香菇等
其他	核桃、橄榄油、玉米油、大蒜等

第七章

特殊人群
饮食原则

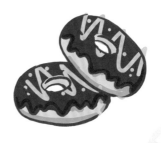

妊娠糖尿病：控制总热量，少量多餐

妊娠合并糖尿病为血糖管理带来新的挑战。若孕妇血糖过高，会造成不良妊娠结局，包括自然流产、胎儿畸形、巨大胎儿、胎儿高胰岛素血症、早产、新生儿低血糖、新生儿呼吸窘迫综合征等。但如果过度限制饮食，又会影响胎儿发育，导致营养不良以及宫内生长受限。那么如何实现合理的孕期血糖控制呢？

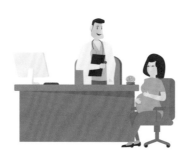

妊娠糖尿病营养干预原则第一条，控制摄入总热量。总体来说，妊娠糖尿病患者饮食应以不感到饥饿为好。可以根据孕妇不同的身体质量指数制订每日总热量，具体可参照下表。

根据身体质量指数制定每日总热量

妊娠前BMI/千克每平方米	热能系数/千卡每千克体重	平均热量/千卡每天
<18.5	35~40	2 000~2 300
18.5~23.9	30~35	1 800~2 100
≥24.0	25~30	1 500~1 800

控制每日总热量的同时也要预防营养不良，到了孕中期，每周热量应增加3%~5%。妊娠糖尿病患者可以根据增重情况来适当调整每日饮食。根据孕前身体质量指数制定体重增长计划，世界卫生组织建议如下。

建议孕期体重增长范围表

孕前体重	BMI/千克每平方米	孕期体重增长范围/千克
消瘦	<18.5	12.5~18.0
正常	18.5~23.9	11.5~16.0
超重	24.0~27.9	7.0~11.5
肥胖	≥28.0	5.0~9.0

每日5~6餐

妊娠糖尿病患者相比于一般的糖尿病患者来说，需要更多的热量来保证母婴的健康。为了防止每餐食物摄入过多导致饭后血糖急剧升高，妊娠糖尿病患者可以每日吃5~6餐，即少食多餐。

睡前加餐，预防夜间低血糖

糖尿病患者在夜间容易出现低血糖，尤其是妊娠糖尿病患者。低血糖对母婴健康带来的危险极大。因此，妊娠糖尿病患者可在控制总热量和少量多餐的基础上，在睡前适当加餐，比如喝一杯牛奶，吃一点粗粮饼干。

保证足够的蛋白质摄入

蛋白质对孕妇和胎儿都十分重要。缺乏蛋白质会影响母婴健康、降低抵抗力。同时，蛋白质不足还会影响胎儿身体和大脑的正常发育。患妊娠糖尿病的孕妇在控制总热量的同时，需要正常摄入蛋白质。孕早期蛋白质的摄入量同孕前，每日大约55克；孕中期在孕早期基础上增加15克，达到每日70克；孕晚期增加30克，达到每日85克。

从孕中期开始，每天摄入牛奶300~500毫升、鱼禽蛋及肉类200~250克。

水果每日摄入不超过200克

很多女性在怀孕的时候认为多吃水果可以让宝宝皮肤白，其实这是一个典型的误区。多吃水果对宝宝的皮肤没有太大影响，但对血糖影响较大。因此，孕妇要控制水果的摄入量，尤其是患有妊娠糖尿病的孕妇，每日水果摄入不能超过200克，而且需要选择血糖生成指数低的水果。

多吃粗杂粮

中国营养学会建议，孕妇每天的主食除米、面外，还应包括薯类、全谷类及杂豆类。有妊娠糖尿病的孕妇更应该多吃粗杂粮，精米精面、薯类、全谷类及杂豆类各占1/3。这是一个大概的建议值，孕妇可以参照这个建议，根据自身情况及饮食偏好来进行安排。

推荐食物清单

食物种类	推荐食物
果蔬类	苹果、杨桃、李子、豇豆、芹菜、圆白菜等
谷豆薯类	黑豆、黄豆、燕麦、玉米、小米、红薯等
肉蛋奶类	鹌鹑、牛肉、鸡肉、鸡蛋等
水产、菌藻类	鲫鱼、黄鳝、鳕鱼、紫菜、海带等
其他	西瓜子、核桃、榛子等

儿童糖尿病：均衡营养，预防并发症

儿童糖尿病较多为1型糖尿病,1型糖尿病因为胰岛素完全缺乏,需要注射胰岛素。因为儿童夜间睡眠时间长,行为和饮食习惯不可预知,自我控制和自我管理能力较差,对低血糖的感知较差,所以儿童糖尿病患者更容易出现血糖波动。

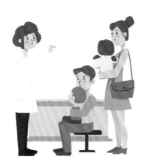

对于儿童糖尿病患者而言,在计算其每日摄入总热量时,要考虑其不同年龄阶段的身体发育情况。以下是计算儿童和青少年每天所需热量的通用表。

儿童和青少年每天所需热量

年龄		热量
0~12岁		100＋年龄×（70~100）千卡
12~15岁	女性	1500~2000千卡,12岁后每年增加100千卡
	男性	2000~2500千卡,12岁后每年增加200千卡
15~18岁	女性	29~33千卡/千克理想体重
	男性	33~40千卡/千克理想体重

零食、饮料也要算入每日总热量中

如果孩子抵挡不住零食的诱惑,或是家长为孩子准备零食以防止低血糖,那么一定要注意零食也要算入每日的总热量中。在零食的选择方面,可以适当选择无糖饼干、牛奶和低糖水果等,月饼、方便面等血糖生成指数高且不健康的零食要严禁孩子食用。含糖饮料要坚决禁止,可以用低糖果汁代替含糖饮料给孩子饮用。家长要给孩子从小培养健康的饮食习惯,严格控制每日饮食。

早餐摄入热量不低于总热量的30%

家长要帮助孩子养成良好的饮食习惯，其中就包括每天都要吃早餐，且早餐需要营养丰富全面，热量不能低于总热量的30%。营养丰富的早餐有益于孩子的成长发育。对儿童糖尿病患者来说，营养丰富且均衡的早餐能够帮助其预防慢性低血糖以及成年后高血压等慢性并发症。

值得一提的是，如果孩子一天的运动量比较大，家长可以为其准备一些快速起效的碳水化合物食物（如1根香蕉），并且保证其摄入充足的液体，避免脱水。准备稀释的营养运动饮料（50%水和50%运动饮料），以补充运动中消耗的液体、电解质和葡萄糖。

每天都要吃水果，每餐都要吃蔬菜

很多孩子都有不吃蔬菜和水果的不良饮食习惯，但是蔬菜和水果中含有丰富的营养物质，如果做到每天都吃水果，每餐都吃蔬菜，并且保证蔬菜和水果的种类丰富，可以帮助儿童糖尿病患者预防并发症。根据中国营养学会对普通人的建议，2~3岁幼儿每天应摄入蔬菜100~200克、水果100~200克；4~5岁学龄前儿童每天应摄入蔬菜150~300克、水果150~250克。再大一点的学龄儿童和少年，可以参考中国营养学会对成年人的蔬果、水果摄入量建议：每天蔬菜300~500克、水果200~350克。家长可以根据自己孩子的年龄和实际吃饭的情况来选择。

对糖尿病儿童来说，吃水果不能像普通孩子那样比较随意，每日要控制在200克左右，同时每天的量最好固定，不要忽多忽少。由于水果的摄入有所减少，所以患糖尿病的孩子应该适当多摄入一些含糖低的蔬菜，以补充营养摄入不足。

补充维生素A与叶黄素，预防眼部并发症

由于幼年起病，病程长，儿童糖尿病患者出现并发症的概率远大于其他糖尿病患者，尤其是眼部并发症。在儿童糖尿病患者中，糖尿病视网膜病变发生率为23.7%。维生素A、β-胡萝卜素以及叶黄素都是保护视力的必备营养元素，儿童糖尿病患者可以通过定期补充维生素A制剂、叶黄素咀嚼片来保护视力。同时在日常饮食中，可以选择瘦猪肉、鸡肉、小米、南瓜、枸杞子等维生素A与叶黄素含量高的食物来预防眼部并发症。

推荐食物清单

食物种类	推荐食物	
果蔬类	橙子、柚子、胡萝卜、南瓜、苋菜等	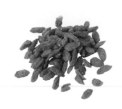
谷豆薯类	小米、黑米、黄豆等	
肉蛋奶类	瘦猪肉、鸡肉、鸡蛋等	
水产、菌藻类	河虾、蚌肉等	
其他	枸杞子等	

老年糖尿病：纠正高糖、高脂饮食习惯

65岁以上的糖尿病患者被称为老年糖尿病患者。老年糖尿病按其发病时间，可分为老年期起病的糖尿病和青壮年起病延续至老年期的糖尿病。老年糖尿病患者易合并高血压、血脂异常、心脏病、认知障碍、骨质疏松、尿失禁等疾病，也容易跌倒。在老年人血糖管理的过程中，需要注意以下要点。

严格限制碳水化合物与脂肪的摄入

在制订老年糖尿病患者的调理食谱时，总热量的计算可以按照正常成年人的标准，但是要注意对以往不健康饮食结构进行调整。一般来说，碳水化合物类要占总热量的55%~60%，脂肪类占总热量的20%~25%，盐<6克/天，蛋白质类占总热量的10%~20%，同时，饮食中要注意避免用白糖、冰糖等来当调味剂。

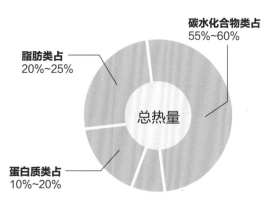

碳水化合物类占 55%~60%

脂肪类占 20%~25%

总热量

蛋白质类占 10%~20%

戒烟戒酒，不吃辛辣食物

很多老年糖尿病患者都有吸烟、喝酒的习惯，因此，戒烟戒酒是老年糖尿病患者饮食调理的首要任务。目前有研究提示，酒精根本不存在"安全摄入量"，无论饮多饮少，对身体都有害。吸烟会增加糖尿病的患病风险，吸烟和糖尿病一样都是冠心病的独立危险因素。除了烟酒，老年糖尿病患者还要注意不吃辛辣食物。辛辣食物往往高盐、高脂，不利于血糖的稳定和并发症的预防。

粗杂粮与精制米面混合搭配食用

大多数老年糖尿病患者患的都是2型糖尿病，往往空腹血糖正常，餐后血糖却容易急剧升高。在日常饮食中，老年糖尿病患者可以将粗杂粮与精制米面混合搭配食用。一方面可以增加饱腹感，避免餐后血糖急剧升高；另一方面可以预防膳食纤维摄入过多导致肠胃负担过重。

用餐定时定量，切忌暴饮暴食

老年糖尿病患者消化功能差，切忌暴饮暴食。老年糖尿病患者要养成定时定量用餐的习惯，将3餐变为4餐或5餐。加餐的时间通常是上午10点左右和下午3~4点，以水果和少量食物作为加餐。

多吃彩色蔬菜

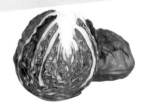

彩色的蔬菜富含天然植物色素，如黄色和绿色蔬菜含有较多的胡萝卜素，紫色蔬菜含有较多的花青素。这些植物色素均有抗氧化作用，可以延缓老年糖尿病并发症的发生，对高血压、高脂血症也有一定益处。所以老年糖尿病患者在选择蔬菜时可以多选一些"五彩缤纷"的蔬菜。

睡前一杯脱脂牛奶，预防睡眠障碍

　　睡眠障碍是老年糖尿病患者常见的一种并发症。一方面是由于部分老年人交感神经兴奋性增强，机体长期处于应激状态；另一方面也可能是因为患者在治疗过程中易出现紧张、恐惧、悲观等情绪。睡眠障碍会导致体内抗胰岛素类激素分泌增多，引起血糖升高，久而久之，形成恶性循环。老年糖尿病患者可以在每晚睡前喝一杯脱脂牛奶，能够在一定程度上改善睡眠状态。

食用植物性油脂

　　老年糖尿病患者更容易患高血压、高脂血症、心脑血管疾病等并发症，所以在日常饮食中，可以用橄榄油或香油代替其他油类食用。橄榄油中富含单不饱和脂肪酸，香油中富含维生素E，可以帮助老年糖尿病患者保护血管、降低体内胆固醇，从而预防一些常见的并发症。

推荐食物清单

食物种类	推荐食物	
果蔬类	猕猴桃、柚子、苦瓜、菜花、紫甘蓝等	
谷豆薯类	黄豆、绿豆、黑豆等	
肉蛋奶类	瘦猪肉、鹌鹑、兔肉、脱脂牛奶等	
水产、菌藻类	鳕鱼、鲫鱼、木耳、海带等	
其他	橄榄油、花生油、香油、核桃、榛子等	

第八章

糖尿病患者必补的
营养素

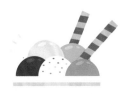

维生素B₁：维持正常糖代谢

　　糖尿病患者经常处于高血糖状态，糖代谢过程中要消耗的维生素B₁必然会处于不足状态，维生素B₁不足可引起周围神经功能障碍，严重时发生韦尼克脑病（急性出血性脑灰质炎）。

富含维生素B₁的食物清单	
食物种类	食物清单
果蔬类	李子、菠萝、橙子、紫甘蓝、山药、苦瓜、西红柿等
谷豆薯类	黑米、莜麦面、玉米、小米、高粱米、荞麦、黄豆、青豆、黑豆、燕麦等
肉蛋奶类	瘦猪肉、鸭蛋等
水产、菌藻类	泥鳅、比目鱼、紫菜、金针菇、木耳、香菇等
其他	核桃、栗子、腰果、榛子等

维生素B₆：缓解糖尿病并发肾病

　　维生素B₆与糖原异生、糖酵解有关，可使人体组织保持代谢正常，缓解由糖尿病引起的肾脏病变。维生素B₆还能预防糖尿病性视网膜病变，减少血液中糖化血红蛋白，改善糖耐量。

富含维生素B₆的食物清单	
食物种类	食物清单
果蔬类	紫甘蓝、西蓝花、胡萝卜、南瓜、丝瓜等
谷豆薯类	全小麦、燕麦、黄豆、黑豆、扁豆等
肉蛋奶类	瘦猪肉、牛肉、鸡翅、鸡胸肉、鹌鹑等
水产、菌藻类	草鱼、鲢鱼、鲫鱼、鲭鱼、金枪鱼、沙丁鱼、鳕鱼、蘑菇等
其他	松子、杏仁、腰果、榛子、花生、葵花子、核桃等

维生素C：提高糖耐量

　　缺乏维生素C可使糖耐量显著下降。维生素C有预防糖尿病性血管病变的作用，并能预防糖尿病患者发生感染性疾病。

富含维生素C的食物清单	
食物种类	**食物清单**
果蔬类	猕猴桃、柚子、草莓、豌豆苗、苦瓜、大白菜、青菜、芥蓝、青椒等
谷豆薯类	鲜玉米、毛豆等
其他	栗子等

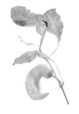

维生素E：预防血管并发症

　　糖尿病患者血液中糖化血红蛋白增加的同时，维生素E浓度也随之升高，这是为适应血糖变化，防止过高血糖引起的有害作用而出现的反应。如果维生素E不随之增加，平衡被破坏，血管内皮细胞将遭到破坏，从而引起血管并发症。

富含维生素E的食物清单	
食物种类	**食物清单**
果蔬类	苹果、梨、樱桃、豌豆苗、豇豆、苦菜、芹菜等
谷豆薯类	小麦胚粉、荞麦、莜麦面、薏米面、黄豆及其制品、黑豆等
肉蛋奶类	鸡肉、牛肉、猪瘦肉、禽蛋等
水产、菌藻类	草鱼、鳗鱼、比目鱼、虾、螃蟹、扇贝、螺、木耳等
其他	香油、核桃、榛子、松子、葵花子、芝麻等

蛋白质：增强抵抗力

糖尿病患者蛋白质的需求量与正常人相当，具体需要摄入多少蛋白质，应视情况而定。糖尿病患者每日蛋白质供应量应以总热量的10%~20%为宜，即每千克体重0.8~1克，每日总量为50~70克。孕妇、哺乳期女性、儿童应考虑其具体生理特点，增加蛋白质的供给。

富含蛋白质的食物清单	
食物种类	食物清单
谷豆薯类	燕麦、黄豆等
肉蛋奶类	动物瘦肉、禽蛋、乳制品等
水产、菌藻类	鱼、虾、贝类等
其他	开心果、腰果、南瓜子、核桃、榛子、松子等

碳水化合物：合理控制摄入量

合理控制碳水化合物的摄入量是糖尿病饮食治疗的关键。原则上食谱的制订应根据患者的具体情况，适当限制碳水化合物的摄入量，但不能过低。因为葡萄糖是体内能量的主要来源，若不吃主食或进食过少，葡萄糖来源缺乏，对糖尿病患者将会带来不良的影响，如形体消瘦、抗病能力下降、容易感染等。

富含碳水化合物的食物清单	
食物种类	食物清单
果蔬类	樱桃、柚子、草莓、猕猴桃、火龙果、莲藕、土豆、山药等
谷豆薯类	大米、小米、小麦、黄豆、玉米、绿豆、红豆、红薯等
其他	无花果干、无糖酸奶、莲子、栗子等

锌：提高胰岛素原转化率

锌参与胰岛素的合成与分泌，能稳定胰岛素的结构与功能。缺锌可引起胰岛素分泌障碍，增加机体组织对胰岛素作用的抵抗和使糖耐量降低。有专家认为，在糖尿病患者中，锌缺乏与动脉粥样硬化和骨病变的发生有一定关系，补锌后症状及病理变化均有所好转。

富含锌的食物清单	
食物种类	食物清单
果蔬类	毛豆、油菜、豇豆、圆白菜、芹菜叶、黄花菜等
谷豆薯类	黑米、燕麦、荞麦、杂豆及其制品等
肉蛋奶类	畜禽肉、禽蛋等
水产、菌藻类	贝壳类、口蘑、紫菜等
其他	坚果类等

钙：预防糖尿病患者骨质疏松

正常人所患的骨质疏松症，在糖尿病患者身上会更严重。因为持续性的高血糖导致渗透性利尿，使大量的钙从尿中流失，引起血液中钙含量降低。当钙含量持续降低时，甲状旁腺长期受缺钙的刺激，会导致破骨细胞活性增强，使骨组织中的钙游离进入血液，出现骨质疏松。

富含钙的食物清单	
食物种类	食物清单
果蔬类	柠檬、毛豆、油菜、芥菜、香菜、苋菜、荠菜等
谷豆薯类	青稞、荞麦、黑豆、黄豆、青豆、红豆、燕麦等
肉蛋奶类	奶及奶类制品等
水产、菌藻类	虾、贝类、口蘑、苔菜、紫菜、海带等
其他	核桃、榛子、花生、芝麻等

镁：预防心脏并发症

缺镁会阻碍胰岛素各种效应的发挥，干扰细胞代谢的正常进行。据测定，糖尿病患者平均每日每千克体重丢失0.022毫克的镁，在血清镁很低的情况下，仍有大量镁从尿中排出。因此，糖尿病患者在控制血糖的同时，补充镁，是预防糖尿病并发症，尤其心脏并发症不容忽视的措施。

富含镁的食物清单	
食物种类	食物清单
果蔬类	杨桃、酸枣、椰子、苋菜、西蓝花等
谷豆薯类	黑米、玉米、小米、大黄米、荞麦、燕麦、莜麦面、黄豆、黑豆、青豆、红豆等
肉蛋奶类	牛肉、瘦猪肉、羊肉等
水产、菌藻类	虾皮、虾仁、贝类、海参、海蜇、口蘑、蘑菇干等
其他	各种坚果

硒：降低心脑血管并发症发病率

身体缺硒就相当于失去一道坚固的防线，许多疾病会乘虚而入。硒具有抗氧化损伤的作用，能够维持心肌健康。硒还能够减少糖、脂肪等物质在血管壁上的沉积，降低动脉粥样硬化及冠心病、高血压等血管并发症的发病率。

富含硒的食物清单	
食物种类	食物清单
果蔬类	毛豆、蒜薹、洋葱、白菜薹、木瓜、菜花、金针菇等
谷豆薯类	小麦粉、花豆、小米、黑豆、黄豆等
肉蛋奶类	猪肉、牛肉、羊肉、鸡肉、鸭肉、鹅肉、禽蛋等
水产、菌藻类	冬菇、海带、牡蛎、带鱼等
其他	白果、杏仁、腰果、南瓜子、西瓜子等

膳食纤维：延缓餐后血糖升高

　　膳食纤维是一种很难被胃肠道消化分解的多糖，可分为不溶性和可溶性两类。水溶性膳食纤维能延缓餐后血糖升高，并能提高胰岛素的敏感性。膳食纤维虽然对糖尿病患者有益，但也不是吃得越多越好，摄入过多的膳食纤维反而会增加肠胃负担，老年糖尿病患者更需谨慎食用。

富含膳食纤维的食物清单

食物种类	食物清单
果蔬类	各种水果蔬菜
谷豆薯类	全谷类、各类杂粮杂豆
水产、菌藻类	菌菇类、海苔、紫菜等
其他	芝麻、松子、杏仁、西瓜子等

脂肪：合理摄入

　　脂肪是组成人体结构的重要物质，能为人体提供热量和必需的脂肪酸，促进脂溶性维生素的吸收利用，是机体的能量仓库，起到保护内脏器官的作用。为了预防和治疗并发症，糖尿病患者必须合理摄入脂肪。脂肪的摄入量应根据患者的具体情况决定，一般脂肪的每日摄入量应占总热量的25%。

富含脂肪的食物清单

食物种类	食物清单
谷豆类	黄豆、黑豆等
肉蛋奶类	猪肉、鸡肉、鸭肉、鹅肉、鸽肉、禽蛋等
水产、菌藻类	鳗鱼、三文鱼、沙丁鱼、金枪鱼、带鱼等
其他	各种烹饪油、各种坚果

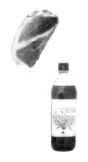

食物血糖生成指数（GI）表

种类	名称	GI
糖类	葡萄糖	100
	绵白糖	84
	蔗糖	65
	果糖	23
	乳糖	46
	麦芽糖	105
	蜂蜜	73
	巧克力	49
谷类及制品	小麦（整粒，煮）	41
	粗麦粉（蒸）	65
	油条	75
	麦麸	19
	大麦（整粒，煮）	25
	大麦粉	66
	玉米（甜，煮）	55
	小米（煮）	71
	荞麦（黄）	54
	燕麦麸	55
薯类及淀粉制品	土豆	62
	甘薯（山芋）	54
	藕粉	33
	苕粉	35

种类	名称	GI
豆类及制品	黄豆（浸泡）	18
	豆腐（炖）	32
	绿豆	27
	蚕豆（五香）	17
	扁豆	38
	鹰嘴豆	33
	青刀豆	39
	豌豆	42
	四季豆	27
	红豆	24
	鲜青豆	15
乳及乳制品	牛奶	27
	全脂奶粉	27
	脱脂奶粉	32
	低脂奶粉	12
	降糖奶粉	26
	老年奶粉	40
	酸奶（加糖）	48
	酸乳酪（普通）	36
	冰淇淋	51
	酸奶（水果）	41

种类	名称	GI
蔬菜类	甜菜	64
	南瓜（倭瓜、番瓜）	75
	山药（薯蓣）	51
	魔芋	17
	朝鲜笋	15
	芦笋	15
	西蓝花	15
	菜花	15
	芹菜	15
	黄瓜	15
	茄子	25
	莴笋（各种类型）	15
	生菜	15
	青椒	15
	西红柿	15
	菠菜	18
	胡萝卜（煮）	39
种子类	花生	14
	腰果	25

种类	名称	GI
水果类及制品	苹果	36
	梨	36
	桃	28
	李子	24
	樱桃	22
	葡萄	43
	猕猴桃	52
	柑（橘子）	43
	柚	25
	木瓜	58
	菠萝	66
	芒果	55
	芭蕉	53
	香蕉	52
	香蕉（生）	30
	西瓜	72
	哈密瓜	70
	枣	42
饮料类	橙汁（纯果汁）	50
	可乐	40
	啤酒	66

附录2 常见口服降糖药速查表

磺脲类			
化学名	商品名	服用时间	作用、特点及注意事项
格列本脲	优降糖	三餐前30分钟	降糖作用强而持久，易发生低血糖，老年人慎用。为第二代磺脲类，价格低廉
格列吡嗪	美吡达 优达灵 瑞易宁	三餐前30分钟，瑞易宁早餐前服用	作用快而短，低血糖风险小。有效控制餐后血糖及甘油三酯，适用于老年糖尿病患者。为第二代磺脲类，价格适中
格列波脲	克糖利	早餐前服用	作用快而短，低血糖风险小。有效控制餐后血糖及甘油三酯，适用于老年糖尿病患者。为第二代磺脲类，价格适中
格列齐特	甲磺吡脲 达美康 达美康缓释片	三餐前30分钟，缓释片早餐前服用	抑制血小板聚集，改善微循环，适合糖尿病合并微血管病变。为第二代磺脲类
格列喹酮	糖适平	三餐前30分钟	吸收快，半衰期短，代谢产物95%在胆道排泄，5%由肾脏排泄，适用于老年糖尿病并发肾病及肾功能轻、中度受损者。为第二代磺脲类
格列美脲	亚莫利 伊瑞 迪北	早餐前服用	适用于对其他磺脲类降糖药无效者，可与胰岛素联合应用。另外还有胰岛素增敏作用，且不增加体重。为第三代磺脲类

新型促胰岛素分泌剂

化学名	商品名	服用时间	作用、特点及注意事项
瑞格列奈	诺和龙	三餐前服用	药物发挥作用依赖血液中的葡萄糖水平，进餐时口服药物迅速被吸收，对胰岛素分泌的促进作用较快，持续时间较短，近似进餐时胰岛素生理分泌作用
那格列奈	唐力 唐瑞	三餐前服用	药物发挥作用依赖血液中的葡萄糖水平，在葡萄糖水平较低时，促进胰岛素分泌作用减弱。有高度的组织选择性，与心肌和骨骼肌亲和力低

α-葡萄糖苷酶抑制剂

化学名	商品名	服用时间	作用、特点及注意事项
阿卡波糖	拜唐苹 卡博平	第一口饭嚼服	为非水溶性，很少吸收，口服半衰期为3.7小时，约50%由肠道排出，35%由尿排出
伏格列波糖	倍欣	第一口饭嚼服	作用于双糖类水解酶，其抑制作用较拜唐苹强，而抑制α-淀粉酶的作用弱，具有用量小、肠道副作用小的特点

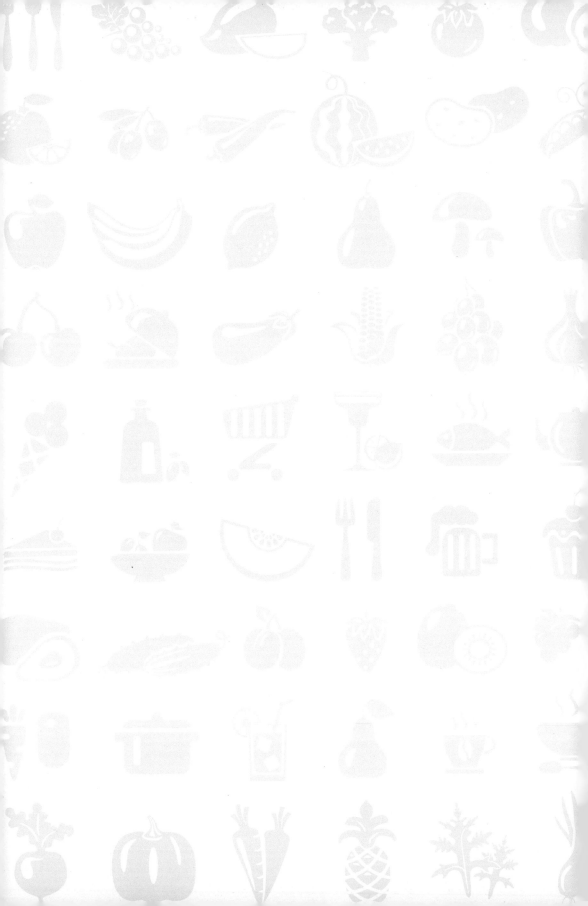